# 糖尿病と……合う

## 女性医……の軌跡

大森 安恵

＜正誤表＞

p.94　2行目

〔誤〕白登紀子　　　〔正〕尾白登紀子

# 目　次

## Ⅱ　医療者として

## Ⅲ　桜によせて

# はじめに

東京女子医科大学・糖尿病センター長としての現職時代、増え続ける糖尿病を防止するためのＮＨＫの番組に出演して、放送される機会がよくあった。そのご縁であろうか、平成二七年一一月九日、「ラジオ深夜便」で、迎康子アナウンサーとの対談が放送された。

その時、なぜ医師になったかなど縷々話しているので、再放送までお聞きくださった方には重なるかもしれないが、私は高知県の片田舎に生まれ物心ついたときにはもう、周囲からも「医者になる子」と言われていた。ハンセン病の治療に尽くした小川正子や東京女子医科大学の祖、吉岡彌生に魅せられ鼓舞されて、昭和三一（一九五六）年同大学を卒業した。

専門家になりたくて中山光重教授の糖尿病教室に入局し、以後、糖尿病の研究・教育・治療に携わって六〇年があっという間に過ぎ去った。しかし、高潔な恩師、ともに手を携えた患者さん、教え子達に恵まれ一筋の道を一心に迷わず歩いて来たように思う。

洋の東西を問わず糖尿病は太古からあり、死に至る病であった。文献で証明できる、わが国で最も古い糖尿病患者は、光源氏のモデルといわれる一千年前の藤原道長である。糖尿病治療法の全くなかった当時の、文献に見る彼の病歴は2型糖尿病の自然史そのものである。つまり、のどが乾き、多飲、多尿、神経障害、網膜症、腎症と病状が進んで行くのである。これほど糖尿病学の進歩した今日でも、まだ藤原道長と同じ時代を生きているかのような悲惨な病歴を持つ人は絶えない。

そんな人を一人でも減らしたいという糖尿病医としての悲願を込めて、折々に書き綴ってきたが、本書は東京女子医科大学・糖尿病センター長を定年退職した頃から色々の形で書き続けて来た雑文をまとめたものである。

医学は日進月歩で、糖尿病の分野でも病因論や治療法は、特に顕著な進歩、発展を遂げている。そのため書いてある内容は多少、現在の名前や表現と異なる点がある。しかし、糖尿病患者さんが合併症もなく元気で生涯を全うしてほしいと思う、その心は微塵も変わっていないので、随時、初出年月日を記載し、当時のままの形で収めた次第である。

「第Ⅰ部　患者さんとともに」に掲載したものは、私が現在勤務する海老名総合病院・糖尿病センターの「けやきの会」会報の巻頭言として二〇〇三年一月から今日まで書き続けてきたもので、患者教育の一環として書かれている。患者さんへの教育活動に参加し、糖尿病治療を中断することなく続けている人達には糖尿病合併症は見られない。したがって、患者教育を受ける機会のない方々に読んでいただければ、お役に立つことがあるかもしれないと思い、収録することにした。

同じように連続して書いているものに、創新社の「糖尿病ネットワーク」の「糖尿病と妊娠」がある。これはナースの方を対象に書いたもので、一般書としては少し難しすぎるので、患者さん代表として飯田智恵さん親子の感動的な話と、同じく1型糖尿病で出産された患者さんの話のみを収載させていただいた。

「第Ⅱ部　医療者として」には、東京女子医科大学糖尿病センター同門会誌に寄稿したものや、同糖尿病センターのDiabetes Newsに書いたものを中心に収めたが、特定の方以外には目に触れていないと思われるので、糖尿病に関係する若い医師たちや医療関係者に対するエールのつもりで加えた。患者さんには少し難解かもしれないが、役立つこともあると思う。

「第Ⅲ部」は「桜に寄せて」とした。

桜を題材にしたエッセイは、既刊本『彼岸花の鎮魂歌』に吉野の桜、『女医の心』に十層の桜、荘川桜、笹部桜、醍醐の桜、ネパールの桜、会津五桜などで、糖尿病患者さんと重ね合わせた思いを記述してある。今回も患者さんとの出会いや、糖尿病勉強会とのからみで私の元気のもとである桜のことを書いてある。

私の人生は、すべからく美しい桜までもが糖尿病と絡まるのだが、その心を読んでいただき、皆様の合併症のないよい日々につながりますようにと、いつも祈念していることを理解していただきたい。

久方ぶりの出版物が出来上がり、糖尿病について悩みをもつ皆様と心を寄せ合うことが出来る時がやって来たとうれしく思っている。

膨大な資料を整理し、魔術師のように一冊の本にまとめてくださった藤田美砂子社長に深甚の謝意を捧げます。

平成二八年五月　新緑の美しい季節に

大森　安惠

# I

## 患者さんとともに

# 教えることと教わること

ゴルフでもやればとよく勧められていた。「定年になったら始める」と答えたら、「定年後のおばあさんなんて誰も相手にしてくれないよ」と再三からかわれていた。

定年になって医学生の教育と教室作りの重責から解放されたとき、ゴルフではなくシューベルトの勉強をしようと思いたった。小学校でも中・高校でも、音楽の時間にシューベルトが天才であることを教わった覚えはあまりないが、彼は三一歳で天逝したにもかかわらず、美しい歌曲を六〇〇曲以上、三つの歌曲集、信じられないほどきれいなピアノ曲、合唱曲、シンフォニー、弦楽曲など多数作曲して、いずれも円熟味を帯びており、その背景を知りたくなったのだ。

また昨今、糖尿病治療学の大部分は患者教育であるといわれ、教えることの大切さと、患者さんの教わることの重要性が叫ばれるようになっている。長年教職の身にあり、患者さんや学生たちに教え続けてきたが、もう一度教わることによって教え方を学び直してみようと思うようになったからでもある。大天才シューベルトの生きかたと清冽で美しい曲の秘密を教わり、教え方の「こつ」が学べれば、趣味と実益を兼ねて一石二鳥だと勝手に考え、忙中閑ありの余暇を楽しんでいる次第である。

今まで大学で偉そうに一方的に教えていたが、教わる身になって改めて、「魅力」が教育者の重大な資格の一つであることを認識した。診察や授業を受けるには、あの先生にまた会えるという楽しみも動機の一つになるよう教える側は努めなければならないし、先生の魅力に引きつけられて教わりに行くこともあるだろう。

糖尿病の患者さんはコントロールが悪いと徐々に神経障害、網膜症、腎症に蝕まれていく。そんな合併症を起こさないでほしいとの一心からではあったが、若気の至りで怒ったりして「もう二度とあんな先生の顔は見たくない」と思われた患者さんもおられたと思う。教わる身になって教えるこつと、終生修行の尊さを知った。知識を得る喜びもまた格別である。

糖尿病を病んでいる患者さんたち！　精一杯学んで知識を持つ喜びを享受し、良いコントロールを守ってください。

# 名木 有馬のハルニレ

つい先年の一二月、尊敬する友人がシューベルトを中心に恒例のコンサートを開いた。最後は谷川俊太郎作詞、武満徹作曲「死んだ男の残したものは」の「輝く今日、また来る明日」で締めくくりフィナーレを飾った。暗い世相の中で、勇気と感動を与える会であった。本来この歌は、「さとうきび畑」と同じような静かな反戦歌であるが、ドラマチックな詩の構成と優れた作曲効果が相まって、人々を深い感銘の中に引き込み、そして社会生活の中にも医療の中にもたくさんの示唆を与えてくれるのである。

常日頃、糖尿病の患者さんを診るということは糖尿病の合併症を起こさないことだという気持ちで診療しているのだが、この夜、地引憲子氏の切々と歌う「死んだ男の残したものは」の歌を聞きながら、つくづくこの合併症予防のことに深く思い至ったのである。「糖尿病の患者さんに合併症を残してはいけない」というのは糖尿病診療を専門とする医療者の共通の願いである。その願いを越えて合併症に苦しむ患者さんは意外に多い。

二〇〇四(平成一四)年四月に糖尿病センター長として海老名に赴任した。合併症を持たない患者さんに出会うと、ほっとするし、嬉しくなる。一番つらいのは三〇代、四〇代の日本の将来を担って立つべき若者が、ひどい糖尿病性合併症を持っていることである。本来、2型糖尿病は早くに見つけだし、すぐ食事や運動に気をつける努力を行えば、薬を飲む必要もなく血糖は完全に正常化するものである。ただ、糖尿病は症状から病気を見つけだすという性質のものでないので、検診などのチャンスをつかんで、糖尿病はないかどうかを知る努力をしなければならない。この努力と、血糖を低く保つ習慣がまだ一般社会に普及していないように思われる。

海老名には素晴らしい春楡《ハルニレ》の巨樹がある。田中昭太郎院長を誘ってそれを見に行った。病院からわずか一五分のところに樹齢三五〇年、樹高二〇メートルに及ぶ威風堂々の名木がそそり立っている。寛永年間、徳川幕府の御殿医半井驢庵の領地に植えられたものが、長い風雪に耐えて残っているのだという。人々はそれを「なんじゃもんじゃの木」と呼び、県の天然記念物になっている。素晴らしい海老名の自然文化遺産だと思う。

皆様と一致協力して、合併症のない糖尿病診療を、ハルニレに負けない文化遺産としてこの地に残したいと思っている。

(二〇〇三年三月)

# 糖尿病に関する間違いだらけの常識

毎年四月後半の土・日曜日には、天童に住む元文化女子大学教授の古い友人と千年を超える桜の巨木を訪ねて、英気をもらう習慣になっている。今年もまた、「桜花号」という山形県内の桜の巨樹を巡る観光バスに乗って、何百年も風雪に耐えてなお妖艶に花を咲かし続けることのできる桜の木肌に触れて、満開の桜から英気をいただいてきた。

とくに今年は、「ふりそで桜」と呼ばれている樹齢六〇〇年の優美な枝垂れ桜に巡り会うことができ、美しいが静かに六〇〇年を生き抜いてきた底力と活力に感動した。また、保存会の皆さまのあたたかいお心にも触れることができた。折しも穀雨に洗われ、艶麗さを増した「ふりそで桜」に魅せられて、容易に立ち去ることができず、その樹の前で様々なことを考えさせられた。

その中の一つは、コントロールの悪い患者さんはどうして糖尿病に関する間違いだらけの常識を信じるのだろうと盛んに思ったことである。「ウイスキーや焼酎は蒸留酒だから糖尿病があっても飲んでもよい」とか、「血糖を上げないようにご飯を控えておかずをたくさん食べている」「漢方薬がよいと聞いたのでインスリンを止めて漢方薬を飲んでいる」「玉葱や酢卵は血糖値を下げると聞いたので、病院の内服薬を飲まずに玉葱ばかり食べている」「南瓜は糖尿病によい」などなど、枚挙に暇がない。

これらはすべて間違っていて、コントロールを悪くする方向にしか働いていない。

糖尿病の父と呼ばれ、世界的にも有名なJoslinの言葉に、「Diabetes is not curable, but controllable 糖尿病は治癒しないが、治癒したと同じ状態にコントロールすることができる」というのがある。この言葉が示すように、糖尿病は長い期間の療養を必要とする慢性の病気であるから、一つには、その長さに耐えかねて、藁をもつかむ思いで、間違いだらけの治療法が、まるでそれが正論であるかのように著しい早さで巷間に流行ってしまうのであろう。

しかし、糖尿病は早く見つけ、すぐグリコヘモグロビンを7％以下に保ちさえすれば、糖尿病という病気があっても、病気がない人と同じ社会生活、人生を全うし得ることは、もうすでに多くの研究や、先人が示してくれている通りである。

「ウイスキーには糖質が含まれていないので、ウイスキーなら糖尿病でも飲んでもよい」

と言われたのは、糖質を控えるのが食事療法であった明治時代の遺物である。進歩した現在の食事療法では、ウイスキーはもっともアルコール濃度が高い。
合併症さえなければ、糖尿病は怖い病気ではない。よいコントロールを守って、桜のように美しく老いる努力をしたいものである。

## 合併症を未然に防ぐための糖尿病治療

山村暮鳥に「いつとしもなく」と題する詩がある。

いつとしもなく　めつきりと
うれしいこともなくなりかなしいこともなくなつた
それにしても野菊よ
真実に生きやうとする事はかうも寂しいものだらう

これは人生の真実を詠ったものであるが、糖尿病の患者さんにとって「真実の治療もまた、まだるっこく寂しいものに感じられるから、過信してはいけない民間療法に走るのだろうが」ということを雑誌『ゆうゆう糖尿病』に書いたら、早速反論が寄せられた。

「真実の糖尿病の治療こそ患者が頼れるもので、充実した気持ちで毎日が送れてありがたい。民間療法に走る方は、初めから真実がなく、いい加減にしていたから、合併症との悪循環の戦いに悩まなければならないのではないでしょうか」という理解に富んだうれしいお便りであった。

糖尿病の治療とは、究極は糖尿病があっても三大合併症といわれる目、腎症、神経障害などの合併症を起こさないことであり、その基本になることは、糖尿病の発症の時点から、できるだけ早く治療を始めて、グリコヘモグロビン（HbA1c）を7％以下に保ち続けることである。2型糖尿病は長いこと症状がないので、健診などで早期発見、早期治療が実行できれば、糖尿病の治療は意外にやさしく、患者さんも違和感なくグリコヘモグロビンを7％以下に保ち得るものである。

第一八回国際糖尿病学会が二〇〇三年八月二四～二九日にパリで行われた。この学会は三年に一回、世界の糖尿病専門家が集まって研究発表が行われる仕組みになっている。わが国も一九九四年に世界中の学者が集う主催国になった。

分子遺伝子学やサイトカイン、最新の薬物治療の進歩など少しずつテーマは時代によって異なるが、いずれの学会もその内容は、糖尿病を未然に防ごう、糖尿病合併症を起こさないようにするにはどうすればよいか、合併症が起きたときの治療法は何が最適であるかの議論が、時代の進歩に応じて終始なされている。その真剣さと真実は、患者さんに見せてさしあげたいと思うくらいである。

どの患者さんもグリコヘモグロビン7％以下を守って、合併症を予防しようではありませんか。

## イタリア　アッシジで見たもの

二〇〇三年に計画されていた第三回糖尿病と妊娠に関する国際シンポジウムが、二〇〇四年三月二五日から三日間、イタリアのアッシジで開催された。私もシンポジウムの演者として招聘され、思いがけなくアッシジに行く機会が与えられた。

アッシジは、サン・フランチェスコが生まれ、修行された聖地として有名で、なだらかなスバージオ山の斜面にできた中世の面影を残す巡礼の街である。広大な緑野に連なるその美しさは、北海道十勝の扇ヶ原展望台の雄大な眺めを連想させられる絶景であった。

私は三〇分の英語のスピーチをしなければならず、出発前にアッシジに関する文献を読む時間的余裕がなく、予備知識が全くなかったので、その分だけ現地に着いて、すべてに感動させられた。

まず世話人の Di Renzo 教授からペルージャ大学は今年創立七〇〇年祭を行うと聞いて「東京女子医科大学は一〇〇年そこそこの歴史、ペルージャと言えばサッカー選手の中田」しか知らなかった自分の認識の低さを恥じた。

サン・フランチェスコは富豪の子息であったが、あるとき、神の啓示を感知しキリスト教に帰依して多くの修道院の戒律や規則を作るなど、苦難のなかで偉大な業績を残した。彼を称えたサン・フランチェスコ聖堂の中には、ジョットの描いた「聖フランチェスコ伝」があり、なかでも「小鳥への説教」という壁画は、ジョットの画才とサン・フランチェスコの魂に触れて、身の引き締まる思いであった。また、サン・フランチェスコの敬虔な活動に導かれて信仰の道に入っていった聖女キアーラの苦しみや生涯など、いままで全く知らなかった世界のことを知って、シンポジウムに参加した以上の収穫を得た。彼らの生きた時代は、日本のちょうど平安時代に当たるが、一〇〇〇年前に質素で、謙虚で、清冽に生きた人々が、病んだ世界に無言の教えを与え続けていることに感動した。

四三歳で逝去したサン・フランチェスコは、なんの根拠も証拠もないが、もしかして糖尿病で亡くなったのではなかったかという妄念に捉えられた。多分それは、糖尿病の患者さんのことをずっと考え続けていたからかもしれない。最近、薬はもらって飲んでいるがグリコヘモグロビンが9％以上で、ときには13％という患者さんや、コントロールが良くなったので、治ったと思って放置していたと話し三大合併症を華々しく発症させて、病院に初診される方が多くなっているからである。

サン・フランチェスコや聖女キアーラのスピリットをいただいて、私ももっと糖尿病患者さんのために余生を捧げようと覚悟を新たにしたイタリアのシンポジウムであった。

（二〇〇四年五月）

# 学は一生の大事

糖尿病の皆様はほとんど聞いたことも、関心を持ったこともないと想像されるが、二〇〇四（平成一六）年七月二八日から八月一日まで、「国際女医会議」という学会が、日本が主催国となって新宿京王プラザホテルで開催された。

ご存じのように、明治時代は女性が職業を持つことに強い差別があったので、明治三五年、前田園子、吉岡彌生らが中心となって、女医相互の研鑽、親睦および地位の向上、福祉の増進ならびに地域医療への社会活動などを目的に、日本女医会が結成されたと言われている。この日本女医会の一〇〇周年記念会には皇后様がご臨席になられ、素敵なスピーチをなさったほどで、社会的にも意義を持つ会合である。

国際的には、一九一九（大正八）年、アメリカが中心になって国際女医会が創設され、以後二〜三年に一回の割でいろいろな国で開催されている。今回の日本女医会主催は二八年ぶりの二度目で、皇后様も、厚生労働大臣も参加された。皇后が通訳なしで各国の医師たちと自由に会話を交わしていらっしゃるお姿は、いかにも国際学会らしい雰囲気であった。

国際女医会のシンボルマークは、世界初の神話上の女医ヒュギエイアが聖蛇に餌を与えていて、その周りにラテン語で「Matris Animo Curant 母の心で医療を」と書かれている。患者さんに接するとき、私はいつもこの高い理想を胸に抱くよう心がけている。

開会式では、かつて国連難民高等弁務官事務局UNHCRの局長をされ、現在、独立行政法人国際協力機構理事長の緒方貞子氏が「人間の安全保障と保健医療」と題する素晴らしい英語の特別講演をなさり感動的であった。二日目は、私が世界的に増え続けている糖尿病に関する講演を行い光栄であった。

私は、洋の東西を問わず糖尿病は古代から存在したこと、糖尿病を死に至る病から調整し得る病気に変えたのはインスリンの発見であったこと、アジアには若者といえども2型糖尿病が多いこと、2型糖尿病が主流を占める国では、妊娠して初めて糖尿病が発見される等の問題が多いので、検診の必要性があることなどについてお話しした。

そのとき私は、緒言として約一五〇年前、江戸時代の儒学者である佐藤一斎が「学は一生の大事」と題して学問の大切さを『言志四録』の中に表現した教訓を英語に訳してお話した。

少にして学べば　則ち壮にして為すことあり
壮にして学べば　則ち老いて衰えず
老いて学べば　則ち死して朽ちず

聴衆の医師たちは、この言葉にことごとく同感してくださったようである。

こうして私たちは、共に一生懸命留まることなく研鑽を重ねているので、残念ながらお酒や煙草を溺愛している患者さんを診ると、一緒に学習してほしいといたく悲哀を感じる次第である。

## 何事も真面目が大切

私は桜が好きで、花の季節には毎年日本各地の桜の銘木に会いに行くことを慣わしにしている。それは、千年以上も生き続け、つらい風雪に耐えながら静かに歴史を凝視し、なお濃艶な花を咲かすことができるその力とスピリットに感動し、畏怖を感じるからである。満開の花を愛でるだけではなく、巨大な幹に触れてその底知れぬ英気を分けていただくのである。

文芸評論家で文化勲章受章者である小林秀雄が桜好きであったことを知って、桜についてどんな論文を書いているか知りたくなり、彼の著作を探しているとき、思いがけなく彼が作家論の中で「小川正子『小島の春』」を書いているのを見つけて驚いた。

小川正子の名は、六〇歳か七〇歳以上の方でないとご存じないかもしれないが、東京女子医専を昭和四年に卒業し、昭和九年から短い生涯を長島愛生園でハンセン病の救済活動に捧げた医師である。真実のドキュメントである『小島の春』は昭和一三年のベストセラーになり、映画にもなって日本中の人々を感動させた。小川正子は吉岡彌生と並んで私の子供心を刺激し揺さぶり続けた方である。

小林秀雄は「小川正子氏の『小島の春』は近頃読んだ本のうちで、もっとも感銘の深いものであった。(中略)この種の孤独な事業に献身する女性は、一般にどこか病的なものを持つてゐるものだが、この手記にはさういふものは少しも現れてゐない。この人の精神が健康な聡明さに輝いて見へ、僕は感服せざるを得なかつたのである」と絶賛している。さらに、嘘より本当のことがどれほど面白いものか知ってほしいとも付け加えている。

私は、尊敬する大先輩が小林秀雄の評論に取り上げられたことがうれしくて天にも昇る心地であった。このうれしさがあってから、糖尿病のコントロールを、よい方向に向けるようにいつも一生懸命努力している患者の方の真実の姿に、より一層胸を打たれるようになった。

反面、どう教えてもいつも HbA1c が8％以上で、コントロールについて努力の片鱗が見られず、真実味のない方をどのように教育すべきか、また透析に進ませないためにはどうしてさしあげればよいのか、思い悩んで涙することが多くなった。

糖尿病があっても合併症を起こさず、正常の人と同じ人生を歩むには、やはり①運動、②食事に留意し、HbA1c を7％以下に保つ真実の努力が大切である。

# 歩く楽しさ

糖尿病外来部門がメディカルプラザに移って、外来患者さんを診るときは、本家の東日本循環器病院（旧病院名で、平成18年から海老名総合病院に統合されている）から徒歩でプラザまで行かなければならないので、歩く機会が多くなった。糖尿病センター長として東京女子医科大学に勤めているときの患者さんに、荻窪の自宅から会社まで一時間半かけて徒歩で通勤し、「歩くと壮大な宇宙との一体感に浸れて実に気分爽快ですよ」と言われた方がおられた。彼は内服薬は不要で、HbA1cはいつも5～6％台を保っていた。

当時私は車での移動が多かったが、いま、大地を踏みしめて、背筋を伸ばして歩いてみると、健康感が体の隅々にまで漲《みなぎ》る感じがして、彼の気持ちがよくわかる。呼吸法の先生は、「髪の毛一本で天と繋がっていると思って、前屈みにならず、胸を張って姿勢をよくしてください」と教えるが、これも実行してみると宇宙との一体感があって気分がよい。

気分がよいばかりでなく、歩くと楽しい。その一つにきれいな草花に出会えることがある。この春、教え子たちと山桜を見に行ったとき、教え子のお子さんが可愛らしい「きゅうりぐさ」を教えてくれた。彼女は高校生のとき、疎外感に悩んで不登校になり、下ばかり見て歩いていて「きゅうりぐさ」を知ったと言った。大地に何気なく生えて咲く植物との出会いも、まさに宇宙との一体感を感じさせてくれるものである。

メディカルプラザへの道端に、きゅうりぐさを見つけて喜んでいたら、田圃のあぜ道にむらさきさぎごけ、忘れな草、釣り鐘すいせん等々、実に愛くるしい花たちに出会えて、歩くことの楽しさだけでなく幸せが増した。歩かなければこれらの花々にお目にかかることもなかったであろう。最近は「おもだか」という変わった葉の形をした白い花に巡り合って、これも糖尿病だけでなく植物の世界の奥の深さに感嘆している。

これらの植物に感じ入っているとき、必ず植物学の奥義を極めた牧野富太郎博士を思い起こすが、糖尿病を考えるときは、鯉の糖尿病を発見した「せこけ病」の横手元義氏を思い出す。野村稔先生が「せこけ病」のことを細かく書いてくださっているが、鯉の飼料を変えることによって、糖尿病がなくなったというのは、大変教訓的である。私たちの生活習慣病も、まず歩くことから予防する努力が大切であると思う。

# 夜来香（イエライシャン）

二〇〇五（平成一七）年一〇月、中国・北京で行われた国際糖尿病フットケア学会と糖尿病と妊娠に関する中国全国大会で行った講義のお礼にと、憧れの蘇州に連れて行っていただいた。紀元前六世紀から発達し、縦横無尽に運河が流れる古都蘇州は「東洋のヴェニス」と呼ばれているそうで、実にしっとりとした美しい水の都であった。

幼いとき、意味もわからずに自然に覚えて口ずさんでいた「蘇州夜曲」――君がみ胸に抱かれて聞くは　夢の船歌　恋の唄　水の蘇州の花散る春を　惜しむか柳がすすり泣く――いま頃になって、東洋の古代史と昭和史を学び、その上、この歌が、西條八十作詞、服部良一作曲で、戦時下の切ない若者の気持ちを歌っていることを初めて知って、いまは口ずさむと、じーんと目頭が熱くなってくるような思いがする。

蘇州に発つ前、わが家に夜来香の白い花が咲き、夜、素晴らしく馥郁たる香りを部屋中に放っていたが、これも昭和史と関係がある。

夜来香は正しくは夜香樹と呼ぶそうであるが、その苗を埼玉医科大学教授の平敷淳子《へしきあつこ》先生よりお裾分けいただいた。二〇〇四（平成一六）年、平敷先生は国際女医会の事務局長として大車輪の活躍をされた。彼女のお疲れさま会をしてさしあげたとき、考えたこともなかった夜来香の枝を偶然いただく機会に恵まれたのである。彼女の伯母上は昭和八年、東京女子医専を卒業されているので私たちの大先輩にあたる。

夜来香は、伯母上の同級生のご主人が元将校で、服役していたビルマ（現ミャンマー）から持ち帰ったものだそうである。同級生ご夫妻はすでに彼岸の国に在るが、伯母上は彼らが残していった夜来香を三〇年以上慈しみ育てていると聞いて、また胸が熱くなり、押しいただいてこのたび開花にこぎつけた。

夜来香は亜熱帯の植物だから室内栽培がよいと伺って私は鉢植えにした。月下美人のような花を期待していたが、花は至って小さく質素で、その代わり、香りはこの世のものとは思えない甘美な芳香を放つ。

この芳香に浸っているときも、古都蘇州の船旅を楽しみながらも、私の頭をいつも占拠しているのは糖尿病の患者さんの合併症をどうやって削減しようかということであった。壊疽で片足失うことをとても恐れている患者さんは、HbA1c の高い値にはまるで無頓着である。

HbA1c値が高いから合併症として壊疽が出来るのであるが、この辺を繋げる教育をどうすればよいか、今年も大きな問題を抱えた年明けである。患者の皆様、一緒に二次予防に努めようではありませんか！

## 桜からいただいた英知

鎌倉に三〇年来の友人がいて、桜の季節になると必ず、そろそろ満開の時期を迎えるがいつ来られるかと電話がかかってくる。友人は著述家で『野の食卓』や『野草の料理』などで有名になり、最近は『白骨花図鑑』などという小説を書いたりして、植物学にも滅法強い甘糟幸子さん。

今年は長年の懸案で果たし得ていなかった鎌倉の山桜の巨樹〝稚児《ちご》桜〟を案内していただいた。樹の幹が、稚児子女を食い物にした故事の五頭竜に似ていることから〝稚児桜〟

と呼ばれているそうであるが、樹齢六〇〇年の巨木の貫禄は、ずっしりと胸に応えるものがあった。あまりの大きさに天を仰がないと満開の桜は見ることができない。この種の巨樹は木の肌に触って、風雪に耐えて永年生き延びた英気をいただくことに大きな意義があるが、押し寄せる観光客が根を踏みつけて樹勢が衰退しないようにロープが張り巡らされ、直接木肌に触れることはできなくなっている。しかし老いてなお花を咲かし続けることができるオーラをしっかりいただいた。

友人のお招きは、鎌倉の山一面に咲き匂う桜を見せていただく楽しい行事ではあるが、その夜の家庭料理がこれまた実に美味しく意義深いのである。招かれて集う職種もさまざまで、話の中身も私たちのような医事一点張りではなく、実に幅広く濃い。この日、巨木に巡り会えた喜び以上に私が感動させられた話題は、同席した木版画家高橋幸子氏の刻んだ「無名詩・悩める人々への銘」であった。

この無名詩は、アメリカ南北戦争に従軍した南軍兵士が書いたものといわれ、元アメリカ国連大使のA・スチーブンソンが一九五〇年代に、大統領選に出馬して二度敗北したとき、田舎の教会でこの詩を見つけ立ち直ったという逸話を持つ詩である。糖尿病を悩んでいる方々もじっくり読んで、立ち直っていただきたいと思ってここに再録した次第である。

大きなことを為し遂げるために、強さを与えてほしいと
神に求めたのに、謙遜を学ぶように弱さを授かった。
偉大なことができるようにと、健康を求めたのに、
より良きことをするようにと病気を賜った。
幸せになろうと富を求めたのに、賢明であるようにと
貧困を授かった。
世のひとびとの賞賛を得ようと、力と成功を求めたのに、
得意にならないようにと、失敗を授かった。
人生を楽しむために、あらゆるものを求めたのに、
あらゆるものを慈しむために、人生を賜った。
求めたものは一つとして与えられなかったが、
願いはすべて聞き届けられた私は、
最も豊かに祝福されたのだ。

# 母の心で医療を

「母の心で医療を―Matris Animo Curant」という言葉がある。

この言葉は、ギリシヤ神話に出てくる医神アスクレピオスの娘ヒュギエイアが聖蛇に餌を与えている立像の周りに書かれている。

これは国際女医会のシンボルマークで、一九五四年イタリアで第七回国際女医会総会が開催されたときに作られた由である。母の愛は強く無償であり、病める人に対する愛もかくあるべし、という心意気からは、ヒポクラテスの誓いに似た高い医の理念が感じられる。

また、まだ働く女性に対する一般社会の差別が厳しい時代に、このようなスローガンで、国境を越えて女性医師の尊厳をしっかり世に示してきた先輩たちの活動に頭が下がる思いがする。この国際女医会は一九一九（大正八）年、アメリカ・ニューヨークで創設され、日本からも出席されたと『女医会一〇〇年史』に書かれている。その下部組織である日本女医会はそれよりずっと前、一九〇二（明治三五）年に創られている。何しろ当時は男尊女卑の思想が強く、女性が医師になることは至難の業であった。

したがって女医同士結束し、力を合わせていろいろ困難な問題に取り組まなければならなかったのであろう。当時すでに七〇名の女性医師がいたと伝えられている。吉岡彌生先生が東京女子医科大学の母体となる女医学校を創られたのが一九〇〇（明治三三）年、御年二九歳のときで、その後、一九二〇（大正九）年から一九五九（昭和三四）年まで二代目会長を務めておられる。

私は、患者さんを診るたびにこの言葉をかみしめて、いつも心の軌道修正を行っているのである。

六月末、出版社を経営する友人から、六月三日付朝日新聞「ひととき」欄の女子医学生の投書のことを知らされた。それはある病院で、来年春、卒業する六年生にたいする採用説明会のとき、先輩ドクターから「女で外科に来るなんて、患者さんに失礼だと思わないの」と言われ、外科医になるには、結婚もしない、子どもも産まないことを誓わざるを得ないのだという嘆きの投書であった。

この男性医師による時代錯誤の言動に驚いて、投書の主に激励の手紙を送ったが、新聞社が取りついでくれたかどうか音信はない。

ヒュギエイアから始まって、何千年もの長い歴史を踏まえて努力し続けてきた先輩医師たちのお蔭で、この投書のような discrimination は影を潜めつつある。

私が勤めている海老名総合病院では、外科医の三分の一は女性で、何事にも細やかに気がつくし、やさしく勉強熱心な上に手術が上手なので、大変評判がよい。ここでもし、妊娠・出産が問題になるとすれば、それは、むしろ夫となる男性の支援の問題ではないだろうか。

医療の話ではないが、シューベルトに「冬の旅」という美しい歌曲集がある。失恋した若者の悲哀と放浪が主題で、通常バリトンかバスで歌われる。心を歌う人として知られるメゾソプラノの地引憲子さんは、いま女性でありながら、しかもこれを日本語で歌うことに挑戦している。

これに対して、女性歌手であることと、ドイツ語でないことに抵抗する御仁がいると聞いた。女性が「冬の旅」を歌って悪いことはない。かつての名歌姫ロッテ・レーマンやクリスタ・ルートヴィッヒの「冬の旅」は、悲恋の心情を切々と歌い上げ、男性歌手とは異なる芸術性を世に示したものである。

どの分野でも、仕事をする上で男女に差はなく、とくに医療の世界では、むしろ男女の特質を生かした共存共栄の姿こそ医学の発展に寄与できるように思われる。

「母の心で医療を——女性たちよ、がんばろう！」である。

## みんな真剣に糖尿病のことを考えている国際学会

世界各国の糖尿病に関する学会を束ねた組織として、国際糖尿病連合（International Diabetes Federation）というものがある。私たちは省略して通称ＩＤＦと呼んでいる。一五一ヵ国、一九二糖尿病施設から構成され、三年に一回、五日間かけて研究発表や、その他の会議が行われる学会である。第一九回目は二〇〇六（平成一八）年一二月三日から七日まで、南アフリカのケープ・タウンで開催された。日本は第一五回目の主催国で一九九四年、神戸で行われた。（註　二〇〇九年第二〇回からは二年に一回開催されるようになった）

糖尿病に関する記念講演、研究発表、シンポジウム、受賞講演、最先端の治療などなど糖尿病をよくしようという意気に燃え上がる国際学会であるが、今年は一段と意義深い会であった。現在世界で糖尿病は20秒に一人の割合で発症し、15秒に一人が糖尿病合併症で死亡していると報告されている。国際糖尿病連合は国連（United Nations）と協力して国連糖尿病対策決議案を作った。「小児糖尿病」「高齢者糖尿病」「移民の糖尿病」「先住民の糖尿病」「妊娠と糖尿病」の五つの大きなプロジェクトを選び、糖尿病の発症を抑え、合併症をなくそうという活動が始まったばかりである。このワーキングメンバーとして、日本から「小児糖尿病」部門に内潟安子先生（東京女子医科大学）、「妊娠と糖尿病」部門に大森が選ばれている。

ケープ・タウンは後ろにテーブルマウンテンを控え、前面は大西洋に望んで風光明媚なところである。美しいジャカランダの花期はもおう終わったと聞いていたが、ところによってはまだ紫色に咲き誇って私たち外国の糖尿病医を迎えてくれた。

この街の病院では史上初の心臓移植が行われたことはよく知られているが、私にとっては、医師に成り立ての頃、同じ病院のジャクソン先生が書いた英語の本で糖尿病学を勉強したことがとても思い出深いものであった。

しかし、何より感銘を受けたのは、黒人解放運動の活動家として二四年間も牢獄に繋がれていながら、白人と共存共栄の和を結び、国を発展の方向に導いたネルソン・マンデラ氏の人格と指導力であった。

学会が終わって、帰路ジンバブエに立ち寄って、世界一のヴィクトリア滝を見た。滝のしぶきを浴びながら、海老名の糖尿病センターで治療を受ければ合併症は起きないという世界一の病院を目指すべきであると覚悟を新たにした次第である。

（二〇〇七年一月）

## アポロ七号とUーボートの気迫

一週間に一回、病棟回診というのがあって、入院した患者さんの診断はこれで正しいか、診断に必要な検査には過不足がないか、治療方針はこれでよいのか、などなど若い担当の医師たちと新しく入院してきた患者さんの病歴を中心に、いろいろ討論し合い熟考する機会を与えられている。

その都度、感じさせられることであるが、コントロールが悪いまま治療を中断し、合併症、それも生命を脅かす最終の腎症を起こしてから紹介されて来院してくる人が何と後を絶たないことか、驚き嘆かされることが多い。糖尿病は発症後すぐ見つけてもらい、早期に治療を開始すれば、ご本人もそんなに苦痛を感じることなくよいコントロールを維持でき、糖尿病を持たない人と同じ人生を送ることが可能な病気である。社会一般にこの辺りの教育が足りないのか、治療を中断してその間に合併症が進行し、腎臓機能を失い、下肢をなくし、社会生活までも喪失する人が多いのである。

二〇〇七年六月、ＡＤＡと呼ばれるアメリカ糖尿病学会がシカゴで行われ参加してきた。ＡＤＡでは国際糖尿病・妊娠学会の幹事会が必ず平行して開催されることと、患者さんに良い医療を施すには最高の学会に出席して学習すべきという自己規定があるから毎年出席している。シカゴはニューヨークに次ぐ大都市で、立派な美術館や博物館がたくさんある。学会の合間を縫って科学産業博物館（Museum of Science and Industry）に行って仰天してしまった。アポロ七号が地球に生還したときのカプセルと、第一次、第二次世界大戦で恐れられていたドイツのU‐ボートの実物が展示されていたのである。アポロのカプセルは想像以上に狭い僅かな空間の中に無数の機器が並び、こんな窮屈な場所で不自由な思いをしてまで、どうして人類は月に行かねばならないのかと愚問が頭をもたげる。それは月を極めたい強い願望を持つ人の気迫の熱情の結果なのだ。

目的は違うが、もう一つのU‐ボートも機器に囲まれた狭い、狭い空間は同じで、戦争を起こしてはいけないが、人類が一つの目的を持って英知を集積した熱情の結果であるといえる。U - ボートを見てアポロとは異なる色の涙が滲み出てきた。

糖尿病になったからには、タマネギを食べれば血糖が下がる等と、生温《なまぬる》いことを言ったり信じたりしないで、患者さん自身も治療する側も賢く気迫を持って事に当たれば、合併症は難なく予防しうるのではないかと思った次第である。ちなみに合併症を予防しうるHbA1cの値は7%以下である。よいコントロールを守りましょう。

## 文楽から学ぶ——大切なチームワーク

糖尿病があっても健常な女性と変わらなく妊娠・出産ができるようにという祈りを込めて、いまから二三年前、私たちは同志が集まって「糖尿病と妊娠に関する研究会」を結成した。内科、産科、小児科の各医師、コ・メディカルの人たちとより緊密な連携活動をしようと、研究会を学会に変革した。二〇〇七（平成一九）年度は、一一月二三日、二四日の両日、大阪において「第二三回日本糖尿病・妊娠学会」（会長・末原則幸大阪府立母子保健総合医療センター副院長）が開催された。

会の前日、ちょうど大阪では人間国宝、吉田玉男の一周忌追善狂言の催しがあり、幸運にもお招きを受けて滅多に観ることのない文楽を観賞する機会に恵まれた。「近江源氏先陣館」「艶容女舞衣」「面売り」といった吉田玉男を偲ぶに相応しい演目が上演されていて、思いがけなく大きな勉強をさせていただいた。

文楽は日本の古典芸能を代表する伝統的な人形劇であることは知っていたが、じっくり観る機会もないまま、ほとんど知らない世界であった。木で作った何の表情もない人形が、人形遣いの手によって魂を吹き込まれ、義太夫の音楽に合わせて生き生きと舞台で活躍する姿は感動の極致であり、それにもまして感銘を受けたのは、人形遣いの三人の息の合ったチームワークであった。

文楽の人形は三人によって動作を構築され操られている。主遣い（おもづかい）と呼ばれている主役は、左手で頭の胴串を握って人形全体を支え、右手で人形の右手を操作している。左遣い（ひだりづかい）が右手で人形の左を操作し、足遣い（あしづかい）が両手で人形の両足を操っているという。三人の気持ちと呼吸がぴったりと合わなければ、人形の動きはバラバラになって、とても生きた人のように見せることはできない。お芝居の始まりから終わりまで、この絶妙のチームワークを堪能させられた。

元来、医療の世界でもチームワークはなされてきた。医療に関するチームワークについての私の定義は、糖尿病の患者さんを中心に、医師、ナース、薬剤師、栄養士、検査技師、みんなが互角の実力を持って、病める患者さんの医療に当たることである。

文楽において一人息の合わない人がいると舞台が台無しになると同じように、私たちの医療も、チームワークの定義を乱す人がいては本当の医療にならない。患者さんともども心を一つにして合併症予防に立ち向かわなければならないのである。

## 無知は悲しく、知ることは楽しい

私は滅多にテレビを見ない。テレビを見ていると、あっという間に時間がなくなり、見ることが癖になると、結構面白い番組があるのでテレビ中毒になって、自分自身の思考も学習作業も停止状態になってしまうから遠ざかっているのである。

それでも先日、ニュースでも見ようと思ってふっとテレビをつけたら、「無知は憎しみを増す」というサブタイトルで、ビレ・アウグスト監督の映画「マンデラの名もなき看守」を紹介していて、つい見入ってしまった。

ネルソン・マンデラ大統領については先に、国際糖尿病連合会議が南アフリカで開催されたとき、何より感銘を受けたのは、学会の研究発表より黒人解放運動の活動家として二四年間も牢獄に繋がれていながら、白人を恨むことなく共存共栄の道を選び、国家を繁栄の方向に導いたマンデラ氏の人格と指導力であったと書いた。

紹介された映画は、まだ封切りもされておらず、観たわけではないが、入獄中のマンデラ氏をずっと監視し続けていた看守、それも黒人は白人より劣ると信じ切っていた看守が、長い時間はかかったが、ついにマンデラ氏の気高い理想に開眼され、美しい魂を取り戻すという話のようだ。その根底に、無知ほど怖いものはないという考えが流れていると思う。

「何も知らぬは幸福な生活 Nihil scire est vita jucundissima」と言う古い諺があるが、これは生活心理のある一面であって、知らないよりは知っているほうがはるかに楽しく心は豊かになる。桜一つ例にとっても、桜の種類は二四〇種以上あり、桜の原種や桜の名前、山桜と里桜の違いなどを知って花を観るほうが、どんなに楽しくためになることか。

ことに糖尿病に関しては、「知らなかった」つまり「無知であった」ことは、悲しみを通り越して恐ろしいものである。糖尿病についての知識があり、血糖が高いと言われて、すぐ病院を受診し中断することなくコントロールを守り続けた方は、糖尿病があっても合併症に苦しむことはまずない。

一度糖尿病と診断され治療を受けたが、症状がないから一〇年近く放置していたという方が、足に大きな壊疽をつくって病院に来られた。もう腎症も網膜症も進んでいる。こうなると足だけでなく、社会生活さえも失うかもしれない。無知を、知る喜びに変えるにはどうすればよいか、私の苦悩は尽きない、

## 笑いと健康

あまりまだ人々には知られていないかもしれないが、「笑いと健康学会」と称して、笑

いのユニークな活動を展開して健康に寄与している学会がある。かつてテレビ界に喜劇や漫才ブームを巻き起こし、「お笑いの天皇」と呼ばれて一世を風靡した名ディレクター澤田隆治氏を会長とする集団である。

怒っていたり、うつ状態よりは笑いが健康によいことは皆よく承知している。イギリスには、「Laughter is the best medicine 笑いは最良の薬」という諺がある。またイギリスの作家サッカレイは、「Life without laughing is a dreary blank 笑いなき人生は物憂き空白である」と言って、生活のなかにいかに笑いが大切であるか述べている。わが国にも「笑う門には福来る」という慣用語があって、笑いの大切さが強調されている。「笑いは人類にのみ許されたもので、理性が持つ特権の一つである」と書かれた本もある。

二〇〇八(平成二〇)年一〇月一八日(土)、「第三回笑いと健康学会」が開催された。私は糖尿病に関する特別講演を依頼され、笑えない「間違いだらけの糖尿病の常識」を話して聴衆を笑わせた。

同志の伊藤俊先生もそのとき、「笑ったときの血糖値の変化」について研究発表を行った。先生の卓越した叡智で、糖尿病の講義を漫然と聴いたあとでは血糖値はまったく下がらないが、面白い漫才をワッハッハと笑いながら聞いたあとでは、血糖値が有意に下がることが認められたのである。この血糖の下がる機序はまだ明らかではないが、笑いに伴う横隔膜、胸筋、腹筋等の運動効果の表れではないかと推定している。

血糖を下げるために、いつも落語や漫才ばかり聞いているわけにはいかないが、内服薬やインスリンのみに頼らず、笑いを一つの血糖降下の補助手段と考えると、毎日を楽しく過ごせるのではないかと思える。

先日、1型糖尿病の古くからの患者さんにお会いしてお話をうかがっていたら、「ストレスなく、楽しく笑いながら食事をすると血糖は意外に上がらないのです」とおっしゃっていた。彼女は伊藤先生のデータをまったく知らないで話しているので、糖尿病に対する笑いの効用が、ここでも経験的に証明されているように感じられた。

人生有限、同じ一生なら、苦労があってもにこやかに笑いのある毎日を過ごしたいものである。

## 歴史が教える医学の愛、親の愛

日々の生活の中には、突然、悲しいことや、うれしいこと、情けないこと、怒りたくなるようなことなどが、絶え間なく起きてくるものである。だからこそ軌道修正しながら、緊張を失わず生きていられるのかもしれない。思いがけない感動もまた、その刺激の一つである。

『Diabetes Care（糖尿病の管理）』という医師向けの月刊誌がある。最近、私はアメリカから送られてきたこの二〇〇九年一月号の表紙に載せられた一通の短い手紙の中のドラマに、動顚するほどの感動を与えられている。その感動を糖尿病の患者さんたちと分かち合い、勇気を持って生きていただきたいと願っている次第である。

『Diabetes Care』は、アメリカ糖尿病学会が発行している糖尿病の臨床研究を主にした世界でもっとも権威ある雑誌の一つである。糖尿病を専門とする医師のための国際的ジャーナルであるから、患者さんはたぶんどなたもご存じないと思う。

一通の手紙とは、一九二二年一二月二一日、八歳の少女がインスリンの発見者バンティングに宛てて書いたものである。鳥の飛んでいる見事な自筆の絵の上に「バンティング先生にお会いしてインスリン注射をする勇気がわき、一日二回の自己注射を始め、この五日間は砂糖なしの一九〇〇カロリーの食事もとり、とても気分がよくなりました」という主旨のお礼と報告を兼ねて書かれたものである。

一九二二年といえば大正一一年で、その前年はバンティングによってインスリンが発見され、それが糖尿病の治療に使われるようになり、「死に至る病」としての糖尿病に、生き得る光明を与えた歴史上記念すべき年である。この少女は、父親に連れられてカナダのユニペックから汽車に揺られてトロントに着き、インスリンの治療を受けたという。そして立派に成長し結婚され、子どもを産んだ。現在、糖尿病と妊娠の分野で世界のトップリーダーを務めているアメリカ糖尿病学会の重鎮であるジョヴァノビック先生はそのお孫さんである。おそらくこのお祖母さまは、1型糖尿病の世界最初の妊娠、出産例ではないかと伺っている。ジョヴァノビック先生自身も糖尿病でありながら、二人のお子さんは医師として活躍している。

一九二一年から今日まで、糖尿病の治療は信じられないほどの発展を遂げている。糖尿病になっても打ち沈まず、合併症なく、この手紙の主人公のように生き生きと人生を歩んでほしいと願っている。

## ふうらん（風蘭）が咲いた

私の生まれた所は高知県の東部で海が青く景色がとてもよく、「ナポリを見て死ね」という諺があるが、ナポリよりもずっときれいだと思っている。実家の近くには、三菱グループの創始者・岩崎彌太郎の生家もあって、七つの海を制覇した偉人伝を、子どもの頃からよく聴かされて鼓舞されていた。少し離れた田園の里には、かつて岩崎家の菩提寺であったという三つの菱形のマークの付いた由緒正しい「閑慶院」もあり、私は故郷をとても誇りに思っている。

その閑慶院には、私の実父が寄進した「開運十一面観世音菩薩」の立像がある。それが実母の死去した日に出来上がってきて安置されたので、慈愛深い母の化身だと思っている。

高知へ講義等で行くときは必ずこのお寺の母を訪ね、対話を繰り返す。「私はこれでいいのかしら、おかあさん」「患者さんのためにもっと何かすべきかしら、おかあさん」「教えてください、おかあさん」といった限りない問いかけを続け、無償の母の愛に包まれる。

あるとき、住職の夫人が枯れた古木と一緒に「ふうらん（風蘭）」をくださった。見たことも聞いたこともなかった変わった植物であったが、大事に飛行機に乗せて東京へ持ち帰った。セミプロほど植物学に強い友人に「ふうらん」のことを聞いたが知らなかった。しかし、牧野富太郎の『新日本植物図鑑』にはちゃんと載っていて、「らん科、山中老樹上に着生する多年生草本」と書いてある。庭のどうだんつつじの幹に立てかけて置いたが、糸のように垂れた根はどこにも絡まる気配がない。撫でるようにそよぐ風から養分をもらって成長するのか、不思議な気持ちでいつも眺めていた。

二年経った今年七月、突然、純白の花をたくさん付けた。長く伸びた花の茎がもつれあって咲いている姿は気高く美しい。閑慶院の住職夫人に花便りを送ったら、すぐ「観世音菩薩のお恵みです」というお返事をいただいた。

ふうらんが咲いて思いがけない高貴な花が庭の雰囲気を変え幸せ気分になっているとき、アメリカ糖尿病学会（ＡＤＡ）から週ごとに来る定期通信が届いた。アメリカはいま、糖尿病に関して大変な事態に陥っている。何としてもこの危機を止めなければならないのでご援助を乞う、というメールであった。

その背景には、健康保険料が高く、また健康保険もなく糖尿病があってもまったく医療を受けていない人が多いということがある。現時点のアメリカでは、足を切断しなければならない人が一日二三〇人、末期腎症のプログラムに入る人が一二〇人、一日の失明者は五五人であると報告している。この糖尿病の悲惨な実情はいますぐ改善すべきでご協力を、と切々と訴えていた。

しかし、この惨状はアメリカだけの問題ではない。全世界共通の大問題なのである。私たちがもっとも身近に抱えている問題点は、治療を途中で中断し、壊疽や透析になる方があとを絶たないことである。糖尿病になったばかりのとき、初期教育を十分受けた方は合併症を起こすことはまずないのである。

糖尿病の皆様！　糖尿病があっても、風にそよいで花開くふうらんのようにしなやかに、やさしい母を思慕し、日本の粗食を愛でる生活を取り戻しませんか。

（二〇〇九年九月）

# 一握りの砂

この題を見て、すぐ石川啄木の「一握の砂」を思い出され、「東海の小島の磯の白砂にわれ泣きぬれて　蟹とたはむる」や「砂山の砂に腹這ひ　初恋の　いたみを遠くおもひ出づる日」などを思い出した方がおられたのではないだろうか。この「一握りの砂」は啄木ではなく「大塚国際美術館」に関する話である。

作家の澤地久枝さんから、「鳴門にある大塚国際美術館は、もし機会があればぜひ行かれることをお勧めする。その迫力は半端ではないから」と教えられていた。また個々の作品の解説は、長いあいだ『大塚薬報』という月刊誌に連載されていたので、ずっと魅せられ続けていた。平成二一年一〇月、ついにそれを見る機会に恵まれたのである。

東京女子医科大学糖尿病センターで学び、いまは徳島大学糖尿病対策センターで活躍している教え子が、医師会との共催で行う「糖尿病市民講座」に講師として招聘してくださったのだ。

東京を少し早く発って、会の始まる前に、渦で名高い鳴門海峡の脇に建つ美術館を訪れた。地下五階、地上三階、威風堂々の建物の中には、想像を絶する西洋絵画の名品がずらりと並んでいて、あらゆる嫌なことを忘れさせてくれる至福の時間を持つことができた。

かつてイタリアのシスティーナ礼拝堂や、スクロヴェーニ礼拝堂を訪れたとき、混み合っていて十分見られなかった物語絵が、ここでは一人占めしてゆっくり楽しめる。そのうえ、まだ見たことのない名画の数々も目にすることができる。七人の西洋美術専門の大学教授が絵画選定をされたというが、どれほどご苦労を重ねて選ばれたことであろうか。莫大な資本を投じてこの文化遺産を作った大塚製薬にも心からなる敬意を表したいが、それにもまして感銘を受け学ばせてもらったのは、陶板画の由来になった社員の示した「一握りの砂」の物語であった。コンクリートの材料になる鳴門海峡の白い砂がこの陶板画の原材料で、名絵画品ができるまでの社員のアイディアと熱意、社長の決断など、仕事をするうえでとても参考になった。

「一握りの砂」の由来も知らないで、私は、東京女子医科大学糖尿病センター長を務めていた一九九五年、大塚オーミ陶業株式会社に依頼して、糖尿病センターのエレベーターホールの壁に陶板画を作っていただいたことがある。何にしようかさんざん考慮したあげく、色変わりのしない長持ちのする陶板画にしたのである。

「『径』は文化勲章受章者小倉遊亀女史の作品です。女史は今年百寿を迎えられ、なお、お元気で創作活動を続けておられます。東京女子医科大学も、まもなく創立一〇〇年の歴史を刻みます。糖尿病の皆様も白寿まで限りなく健やかで明るい日々でありますよう祈念しています」といった趣旨のことを書き添えてある。

昔もいまも糖尿病の患者さんのよいコントロールを願う私の気持ちは微塵も変わっていない。

## 知っていれば壊疽も避けられる

愛猫家には感じの悪い話かもしれないのでご勘弁いただきたい。私の家は都心の新宿区にあるので庭は小さいが、人様がくださったり、自分で買い求めたりして増えた純和製の花木や野花の類がたくさん生えている。それが四季折々花をつけとても楽しい。いまはシャガ、スミレ、二輪草、紫華鬘《むらさきけまん》、花ニラ、山吹、石楠花《しゃくなげ》などがいっぱい咲いている。ある朝早く、雨戸を開けたら庇《ひさし》の下の砂地の部分がかなり掘り返されているのに気づいた。よく見ると石ころのようなものが転がっている。「やや、これは何じゃ」と割り箸を持って庭に降り、石ころのようなものを拾いだすと、二〇個近い糞であった。その周りのホトケノザの数本は白く変色し枯れかかっている。昨年「玉すだれ」が全部枯れて、それは何か動物の尿ではないかと教えられ、土を入れ替えて再生させた経験を思い出した。しかし、いったいどんな動物の糞であろうか。

その日の外来で会った患者さんが、愛猫が癌に侵され点滴治療を受けていると、とても悲嘆にくれていたのに、私は不躾にも「うちの庭の糞は猫でしょうか」と伺ってみた。患者さんは、「そうです。躾の悪い家の飼い猫でしょう。猫は蜜柑の皮の匂いが嫌いだから、庭にばらまけば来なくなります」と教えてくれた。蜜柑を一抱え買って皮をむきばら撒いたが、まったく効果なく、来る日も来る日も毎朝、私は猫糞の始末に忙殺された。

ふと思いついて、玉すだれが枯れたとき相談に乗ってくれたデパートの園芸売り場の担当の方を訪ねてみた。その方は親切に「まずこれでテリトリー用の尿臭を消し、蜜柑の皮で作った錠剤を庭中ばら撒いてください。猫の歩くところにこの針網を敷いておけば、痛いからもう来ないでしょう」。その通りにしたが、まだしつこく猫はやって来ているらしく、姿は見たことがないが、針網を敷いていない椿の木の下に糞をするようになった。これほど猫に好かれて腹立たしくなり、私はまたデパートの園芸売り場の方に嘆きを聞いてもらいに行った。そして、ついに猫が嫌がるという「変動超音波式ネコ被害軽減器ガーデンバリア」なるものを一三、五〇〇円で買い、庭に設置した。それ以来、糞掃除に煩わされることはなくなった。

私がこれほど猫に無知で振り回されたと同じように、糖尿病患者さんも合併症が出るまで、きっとこれほど無知であったに違いない。「常識は人類の時代精神である」とゲーテは書いている。「一握りの常識は一俵の学問に価する」というイギリスの諺もある。糖尿病に関する常識をどうやって日本中にばら撒こうか、糖尿病医としての私の悩みがまたずっしりと重くなってきた。

## リリーインスリン五〇年賞のこと

インスリンの発見は、糖尿病者の運命を死から生に変換し、不可能を可能にしたことでノーベル賞受賞に輝いた。一九二一（大正一〇）年、カナダでインスリンが発見されたとき、そのインスリンを世界で初めて製剤化し、死の淵で糖尿病に悩む人々に救済の手を差し伸べた製薬会社がアメリカのイーライリリー社であった。一九二三年のことである。いまでもインスリンを精製、供給し続けている国際的な数少ない会社の一つである。

このリリー社は、糖尿病でインスリン治療を五〇年以上続けている患者さんを顕彰する意味で、「リリーインスリン五〇年賞」を設立している。アメリカでは一九七四（昭和四九）年に始められ、二〇一一年には三六年が経過して一五〇〇名以上が表彰されている。リリー社がインスリン生産を始めて八〇年目の二〇〇三年、「インスリン五〇年賞」を日本にもたらした。日本では三三名が受賞しているのに、こんなすばらしい賞の存在は意外に知られていない。

二〇〇三年、第一回の受賞者は女性一名、男性二名の三名であった。その中の女性は、一九五二（昭和二七）年、一七歳で糖尿病が発見され「あと一〇年の命」と言われながら、結婚して北海道から上京。東京女子医科大学附属病院で二人のお子さんを出産した方である。昭和三〇年代はまだ、「糖尿病のある方の妊娠は危険だから」という理由で禁止されていた時代で、私が「糖尿病でも血糖コントロールがよければ妊娠は可能である」というキャンペーンを始めたばかりであった。したがってその出産は、東京女子医科大学附属病院での初めての糖尿病出産例となった。一九六四（昭和三九）年二月のことである。

東京女子医科大学は、一九〇〇（明治三三）年に二九歳の吉岡彌生先生が創立した医学校であるが、六四年後の一九六四（昭和三九）年まで、糖尿病者の出産は皆無であった。それは社会に妊娠可能な若い女性の糖尿病が少なかったことと、糖尿病があると危険だから妊娠してはいけないと禁止されていたからであろう。

第一例目の彼女は、受賞の際、「妊娠中よいコントロールを守れば、合併症のない赤ちゃんが生まれるし、よいコントロールを分娩後も守れば、一生合併症に苦しむことはありません、と大森安恵先生に諭され、この教えを守り通して今日に至りました」という内容のスピーチを行い、うれしく医者冥利に尽きる思いであった。

第二回表彰式は、二〇〇四年一一月一二日、ホテルニューオータニで行われた。五〇年間インスリンを注射し続け、健在であることは並大抵のご苦労ではないし、日本ではまだ非常に少ないと思われる。第二回の受賞者も三名で、その中のお一人はまた東京女子医科大学と関係の深い中山恒明先生であった。先生は食道癌手術の世界的権威者として有名であるが、糖尿病があり頻回のインスリン注射を打ち続けながら、教授職を全うされたことは、『糖尿病とともに九〇歳』（プラネット刊）を読んだ人以外にはほとんど知られていないように思う。

中山恒明先生は、現職中、榊原仟先生と並んで東京女子医科大学の名声を高められた方で、元主治医をしていた私にとってインスリン五〇年賞の受賞は実にさわやかな報せである。患者さんもどれほどか勇気づけられるのではないかと思う。

しかし、この反面、主治医の治療、指導よりも民間療法とお酒を愛好して、HbA1c 8％以上で透析寸前でもまだ目覚めていない方がおられるのも残念な事実である。

（二〇一一年一月）

## 平生則辞世

題名は少し難しいかもしれないが、「平生《へいぜい》すなわち辞世《じせい》」と読む。この題名は、詩人で日本の古典文芸に秀で、和歌や俳句の専門家でもあり、日本を代表する素晴らしい文化人である高橋睦郎氏の講演の題名である。高橋氏は二〇〇九（平成二一）年五月、古代ローマの大政治家かつ大文人でもあったキケロを記念して作られた「石の本」の催しに日本人として初めて招聘を受けた。

「石の本」はイタリアにあるアルビーノ市のウンベルト・マストロヤンニ財団が主催し、世界中から毎年一人の詩人を招待して講演会を開き、その人の詩を石に刻んで市中各所に掲げ、名誉を讃える催しだそうである。高橋氏はその招聘講演で、晩年のキケロの作品は一篇一篇が遺言の感があるので、それに重ねて日本の西行、芭蕉、子規のことなどを話したと報告されている。

芭蕉の死の床に付き添った弟子が辞世の句を乞うと、芭蕉は「平生から一句一句辞世のつもりで詠んでいるから改めてその必要はない」と答えたと述べておられる。この「平生則辞世」は二百年後の正岡子規も同じで、いつ死ぬかわからない重症結核患者の子規にとっては、一句一句が辞世だったと言っていいのではないかと述べ、「現在は今世紀最初の年、九月一一日の衝撃的な事件以来、キケロや芭蕉の時代と異なり、一国を超えて世界全体、人類全体が遠からず終末を迎えるかもしれないというかつてない地球規模の危機の時代である。そういう時代を生きざるをえない私たちは、他のどんな生き方よりも平生則辞世というキケロと芭蕉に共通する生き方にこそ真摯に学ばなければならないのではないでしょうか」と述べ、さらに、「毎日が生涯最後の日、世界終焉の日のつもりで一生懸命生きなさい」と結んでいる。

二〇一一（平成二三）年三月一一日、私たちは未曾有の巨大地震を経験した。被災地の人々の苦しみを考えれば、いまは「何でもできる」という心境に至っている。この高橋氏の講演は二年前になされたものではあるが、「困難な時代になすべきこと」として現在にぴったり当てはまるといえる。

学会や演奏会など、あらゆる催し物が中止や延期されたとき、プラシド・ドミンゴは「こんなときこそ音楽によって、つかの間であっても苦しみや悲しみを忘れてもらうことができる」と言って来日し、ＮＨＫホールを満場にした。アンコールに、「兎追いしかの山　小鮒釣りしかの川」の「ふるさと」を朗々と歌いあげ、皆を泣かせた。そして自分が何をしたいかより、聴衆が自分に何を求めるかをいつも先に考えていると朝日新聞に書かれていた。

ドミンゴに比べようもないが、私たちも、いつも患者さんのことばかり考えている。お酒を飲み過ぎてコントロールのつかない方、いまこそ変身しようではありませんか。

## 石見銀山から学んだいのちの大切さ

三月一一日の東日本大震災の影響で、延期、延期になっていた糖尿病講演会の一つが、七月二三日（土）夕刻、島根県出雲市で無事開催された。

翌日曜日、出雲市で活躍している東京女子医科大学での教え子医師たち数名が集まり、世界遺産の石見銀山を案内してくださった。

石見銀山には、鎌倉時代末期の一三〇九年、周防の大内弘幸が北斗妙見大菩薩のお告げにより銀を発見したという伝説がある。有名な発見物語としては、博多の商人・神谷寿貞が船の中から山が異様に光っているのを見て、領主・大内義興や出雲の銅山主・三島清右衛門の協力を得て、一五二六年、銀を掘り出したと記載されている。まことに豊富な銀量で、一七世紀には世界規模の交易が行われ、当時の日本の銀産出量は世界全体の三分の一におよび、その大部分が石見銀山から産出されたと推定されている。

自然破壊が少なく、日本を代表する鉱山遺跡として、二〇〇七（平成一九）年に世界遺産として登録されたそうである。

銀山は間歩《まぶ》と呼ばれる坑道が大きな山一面にいくつもあるが、帰りの飛行機の時間もあり、その日私たちは三時間ほど歩けば見学できる「大久保間歩」を選んだ。

山肌の急坂は真夏の酷暑であるのに、坑道の中は10℃前後なので、暖かい格好をして入って行く。元小学校の校長先生がボランティアのガイドとして参加者に説明をしてくれる。

徳川時代、初代銀山奉行となった大久保長安の名を取ったといわれる坑道は、さまざまな形のノミの跡が見られ、噴出する地下水の対処や岩盤の搬出法など、どこに目を向けても過酷な重労働の跡が偲ばれる。私は以前、必要があって津村節子著『海鳴』を読んだことがあった。これは、佐渡金山で働く犯罪者や無宿者の悲しい話であるが、彼らは珪肺症や肺結核、栄養失調で三年以上生き延びることはできなかった。この小説は、水替え人夫と遊女の残酷な人生を描いたものであるが、石見銀山でも同じようなことがあったのではないかと、私は胸が張り裂けそうであった。当時、人の命は虫けら同然に扱われていたという。

かつて、私はナメクジに塩をかけたところを主人に見られ、「命を守る医師でありながら、何ということをするのだ」とこっぴどく叱られたことがあった。

近代社会になった今日、人の命はもっとも尊いもの、かけがえのないものとして尊ばれるように変貌している。金山や銀山の労働者たちのように、自由を奪われ、過酷な強制労働で命を落とすようなことはもうない。たとえ糖尿病になっても、コントロールさえ守り続けていれば、短命に終わることもない。皆様、治療を続けていれば糖尿病なんて何のそのです。お互いに元気でよい日々を送りましょう。

# 力を合わせて綱を引く

詩人、サムエル・ウルマンは、「青春とは人生のある時期でなく、心の持ち方を言う。年を重ねるだけで、人は老いない。理想を失うとき初めて老いる」と述べた。名言として伝えられている。診療を続けるからには患者さんを幸せにする理想を持ち続けるべきであると私も日々努力をしているが、老いは着実に進んでいくものである。しかし、感動する心は老いてもなくなるものではない。

二〇一一（平成二三）年一一月一一、一二日、神戸で第二七回日本糖尿病・妊娠学会が開催された。そのとき、特別講演で招聘された北アイルランドのハーデン教授は「妊娠時の高血糖管理に対する世界的傾向」と題して、すばらしい講演をされた。

冒頭に広重の版画、東海道五十三次の「小田原」を出され、日本の文化を讃え、どうしてこれを所有しているかを話された。次いで、血糖コントロールにまつわる講演の最後に、また同じ広重の「小田原」の絵を出されて、「よくご覧ください。この版画は小田原の単なる海辺の風景ではありません。おおぜいの漁師が力を合わせて一つの方向に網を引いている様子が描かれています。わかりますか？　高血糖を主題とした糖尿病の研究も、世界中の医師が力を合わせて同じ方向を見つめ、進んでいけば、大いに進歩することでしょう」と結ばれた。広重の絵をこんな形で見たことのない日本人は、満場シーンと絶句し、感動の渦に包まれた。

一一月二〇日には、日本糖尿病協会と日本糖尿病財団の主催で、「西日本地区糖尿病予防キャンペーン」が沖縄で行われた。私も「糖尿病から母児を守ろう」という特別提言講演をさせていただいた。そのとき、大いに話題になったのは、沖縄はかつて日本一の長寿県であったが、現在では二五位に下がり、糖尿病に関しても、透析者が多く、糖尿病合併症を持つ人が最も多い地方であるということであった。

これは、魚や食物繊維を含んだ伝統的な健康食を食べていた住民が、戦後、ハンバーガーなどのような脂肪の多いアメリカナイズされた食生活に変わったためであると言われている。琉球大学医学部第二内科の新任の若い益崎裕章教授は、沖縄を糖尿病診療のメッカとし、長寿日本一の栄冠を再び取り戻そうとする意欲に燃えていて、力を合わせて網を引く漁師の姿を彷彿とさせる勢いが感じられた。

糖尿病治療には一人でできる部分と、皆で力を合わせて集団で行動すればより効果の上がるものとがある。皆様、皆で力を合わせて、HbA1c値が低くなるよう頑張りませんか。

## 美しい野の花のように

童話として有名であるが、大人の哲学書といったほうがよいと思える本にサン・テグジュペリの『星の王子さま』がある。その中に「大切なことは目に見えない、心で見なくては」ということをキツネが王子さまに教えるシーンがある。確かにそうに違いないが、大切なものでも目に見えるものもあると私は思っている。

旧・東日本循環器病院（現・海老名総合病院）糖尿病センター長として赴任を要請されたとき、田中昭太郎先生は「病院の周りにはレンゲ畑がいっぱいあってとてもきれいですよ」と言われた。いまでこそレンゲ畑はほとんどなくなったが、目を凝らして見ると、メディカルサポートセンターから総合病院の間だけでも心を癒される美しい野の花がたくさん咲く。

　春になるとツクシが出て、タネツケバナが咲き、いろいろな種類のスミレが咲く。また、スミレの群生と見まがうようなムラサキサギゴケ、カキドウシやホトケノザがきれいだし、それらと色の違ったタンポポや、ノゲシにカラスノエンドウ、キュウリグサ、ハルジオンなどが混じると「神々の遊ぶ庭―カムイミンタラ」を思わせる風情となる。田んぼに水が張られるとオモダカがたくさん咲いて、変わった葉形の面白さは、人の性格の千差万別を彷彿とさせるような趣があり、思わず立ち止まって見入ってしまう。

　しかし圧巻はなんといっても、早春に青い宝石を散りばめたように咲くオオイヌノフグリであろう。こんな美しい花に誰がこんな名前を付けたのかしらと怒りたくなるが、果実が犬のそれに似ていることから命名されたと植物図鑑には書いてある。学名はベロニカ(Veronica persica Poir)なので、イヌノフグリと呼ばないようにしている。十字架を担いでゴルゴタに向かうイエスの顔の血と汗を、自分のハンカチで拭ってあげた聖女の名前もベロニカである。

　学名が彼女の名前から付けられたかどうかは知らないが、この花が咲くと、私は必ず林富美子先生の『野に咲くベロニカ』（小峰書店）を思い出す。林富美子先生は、すぐれた医療者として私が尊敬する大先輩のお一人で、昭和四年東京女子医専を卒業されると、長島愛生園でハンセン病者のために献身され、晩年は特別養護老人ホームの医師として働いておられた。医局の同僚で、クリスチャンでシスターの柏本洋子先生からいただいたこの本がご縁で、林先生とは深く長く交流させていただいた。

林先生から昭和五七年にいただいたお手紙が手元にある。「物言わぬ老人、家庭でも社会でも必要でないとされた老人の孤独は、ハンセン氏病の病友に似ていてもっともきびしい底知れぬ罪の深さを思います。そしてまた、そのひろがりの広さにおいて。老人である私自身がさわやかに元気であるということが、ここの老人たちにもっとも必要なエネルギーですから、今後とも私のために祈って下さい。」と書かれている。

糖尿病の患者さんたち！　年をとってもベロニカの花のように美しく元気で生き生きと毎日を送りましょうね。

## 人との交流の素晴らしさ、大切さ

「富嶽三十六景」と言えば反射的に北斎と答えられるほど、北斎は日本人のみならず外国の人々にも知られ、ファンも多い江戸後期の有名な浮世絵師である。彼は九〇歳で亡くなったが、死の床で「天があと五年の命をくれたら真正の画工になったであろうに」と嘆いたと伝えられている。年を重ねるにつれて、私はこの言葉の重みを一日一日噛み締めながら患者さんを診ている。

そんな気持ちでいるとき、最も誠実な友人の一人が、日本経済新聞の連載「私の履歴書」の切り抜きを送ってくださった。慶應義塾大学名誉教授、物理学者の米沢富美子氏の書いたものである。その利発さにはとてもかなわないが、仕事への前向きな取り組みには共感でき、学ぶことが多かった。

そんな感動のある日、考えてみたこともない、物質の重さを作っているというヒッグス素粒子が発見されたという報道に接し、鳥肌が立つような感動が重なった。

生きていることの喜びを感じているとき、またうれしい出会いがあった。私が医学の歴史小説を愛読してきた故・吉村昭氏の奥様、津村節子氏にお目にかかる機会に恵まれたのである。医史学を専攻する友人、酒井シヅ先生が吉村ご夫妻と親しく、紹介してくださったという訳である。

津村さんは『海鳴』『桜遍路』『紅梅』等々、素晴らしい名作の数々を書き上げた有名人でありながら、奢り高ぶる様子は微塵もなく、作品に対する質問にも淡々と答えてくださり、その姿勢には心からなる尊敬が深められる素敵なお人であった。

連日のように良い日が続いて、生きていること、人の営みはやはり素晴らしいと思っていたら、今度は患者さんから「名言」を教えられた。元気そうに溌溂としている方が、「先生、定年後はいつも〝きょうようあり〟がいいですね」とおっしゃる。私が「きょうよう？　教養ですか？」「いや〝今日用あり〟です。ボランティアでも何でもいいから身体を動かすことです」と、まるで私が言うべき台詞を先にユーモアを込めて教えてくださった。

この七月上旬の短い期間に私が感動し刺激を受けた方々は、共通して常にものを考え、前向きの姿勢を崩さない人々であった。〝きょうようあり〟は草むしりのボランティアでもいいと思う。糖尿病を持っていても、コントロールさえよければ、普通の社会生活ができる時代になっている。身体を動かすことをいとわない毎日を続けたい。

## なせばなる！　守ろう！糖尿病のコントロール

「なせばなる　なさねばならぬ何事も　ならぬは人のなさぬなりけり」

この和歌は、倹約施政で有名な米沢藩主・上杉鷹山の作である。私は第二次世界大戦中、小学校低学年でこの歌を教わった。戦時中で、柔軟な頭脳を持つ学童期は、先生の教えはすべてありがたい教訓と受け止めたものだ。したがって、何かやろうとして障壁にぶつかると、この歌を思い出し、努力したものである。

糖尿病のコントロールに関しても、私はこの「なせばなる　なさねばならぬ何事も」の精神で治療に励んでいる。いまはインスリン治療も、内服薬にしても進歩が著しく、グリコヘモグロビンを７％（JDS）以下に保ち、糖尿病合併症を予防することはそんなに難しいことではなくなった。健診で糖尿病を早期に見つけ、早く治療を開始した人ほど、コントロールは、治療する側にとってもされる側にとってもやさしく簡単である。

糖尿病の知識がなく、もうよくなったと思って治療を自ら中断し、網膜症や腎症、壊疽などの合併症が出てきて、初めて本気で治療を始める患者さんの治療対策はそれほど簡単ではない。しかし、そんな方でも「なせばなる　なさねばならぬ何事も」の精神で取り組んでほしいと心から願っている。このような合併症は程度により、完治する場合と元に戻りにくいものもあるが、「ならぬは人のなさぬなりけり」である。

白石敬子女史はウィーン国立音楽大学に留学し首席で卒業して、一九七六年、日本人で初めてウィーン国立歌劇場の専属歌手になった方である。現在は帰国し、湘南地方を中心に音楽活動を展開している有名な声楽家である。私は一五年ほど前、シューベルトがご縁で親しくお付き合いをさせていただく間柄になり、職業婦人として心底尊敬できる友人のお一人である。

白石女史は指揮者兼ピアニストのご夫君とともに湘南室内合奏団を編成し、毎年ニューイヤーコンサートや声楽コンサートを開催しておられるが、二〇〇四年一月、大腸癌の腹膜転移が発見され、以来、抗癌剤の治療をなさりながら、一一回に及ぶ転移摘出の手術をされている。声楽は頭のてっぺんから足の先までが楽器であるからと、企画されたコンサートのあるときは、抗癌剤の副作用による体調不良を避けるため、二ヵ月間治療を休むと言う。

そうやって取り組まれたデビュー四〇周年記念コンサートには、皇后さまもご臨席になり、四五周年記念コンサートでは、観世音菩薩のようなお姿で、感謝と祈りに満ちた天の声を響かせた。「声楽は癌とたたかう」という題で、二〇一二年一〇月一四日、NHKラジオ深夜便の放送で、チャレンジ精神と向上心、努力、気持ちを強く持つこと、あきらめないことを強調されていた。すべて、糖尿病のよいコントロールを保つ上に参考になると思って拝聴した次第である。

（二〇一三年一月）

## すばらしい日本の医療を享受しよう！

アルゼンチン・ブエノスアイレス大学の友人から、母子相関、胎盤に関する「ラテンアメリカ国際シンポジウム」がフォス・ド・イグアス市（ブラジル）で開催されるから参加してほしいとお誘いを受けた。すぐに抄録を送ったら招聘演者に選ばれた。

二〇一三(平成二五)年二月半ば、立春は過ぎてもまだ大寒の日本をコートなしで発ち、ドイツ・ミュンヘンで乗り継ぎ、二四時間かけてブラジルのサンパウロに到着。そこからまた一時間半飛行機に乗って、学会場のあるフォス・ド・イグアス市にたどり着いた。学会が始まったら寸時も身動きができなくなり、滝見物どころではなくなるので、何しろ世界三大名瀑の一つ、イグアスの滝は、この目で確かめたいと思い、荷物を部屋に放り込んですぐタクシーに乗り込み、バスに乗り継いで見に行った。憧れのイグアスの滝は信じられないほど大きく、轟々と響きわたる厖大な水量の飛翔とその迫力に圧倒された。しかし、何しろ32℃の酷暑の中では、歩くこともままならず、すぐホテルに引き上げてしまった。翌日から、学会が始まった。

学会主催者の一人は、カンピナス大学助教授の日系三世で、流暢に日本語を話し、ワールドカップやオリンピックで上向き株のブラジルの情勢や日系人の苦節の開拓史を聞くことができた。医療はすべて無料であるが、最前線の治療は赤字を招くので、ごく普通レベルの治療しか行われないということであった。

これを聞いて私は、何と日本の医療システムは発展していることかとうれしかった。無料ではないが、国民健康保険制度のおかげで、最高に進歩した医療を安価に享受することができるのである。

　ブラジルから帰って、三月にはイタリア・フィレンツェで行われる「第七回糖尿病と妊娠に関する国際シンポジウム」に招待講演者として指名されていた。世情が不安定で、高齢でもあるので、用心棒として主人に同行してもらった。主人は私の学会中、一人で世界最古の大学があるボローニャやラヴェンナなどを旅して楽しみ、学会が終わってから、やっと二人でフィレンツェのアカデミア美術館にミケランジェロの作った世界一美しいと言われているダヴィデ像を見に行った。

　主人はたぶん一人で歩き回って疲れがたまっていたのであろう。均整のとれたたくましいダヴィデ像の前のベンチに腰掛けたまま失神し、脈を失い、救急車に乗せられてサンタ・マリア・デル・ノーヴァ病院の救急部で診療を受けることになった。意識は回復し、脈も触れるようになって、私なりの診断は不整脈の発作であったろうと思われた。思いがけず、私はとつ国（外国）の医療をまた経験する機会に遭遇した。

　私は付添人として主人の既往歴を簡単に聴取されただけで、主人が元気を取り戻し、退院するまでの八時間をじっと待合室で待たされた。日本なら、何回も病状報告や説明があるだろうにと思われた。

ともかくわが国の医療システムは本当に優れている。糖尿病があっても、きちんと医療を継続していれば、合併症を予防することもできる。

糖尿病を持つ患者さんたちよ！　日本のよい医療を貪欲に享受して、すこやかな人生を送ろうではありませんか。

## 長寿社会を生きる――日野原重明先生の健康法

東京女子医科大学の親しい同窓生のご主人が、東京慈恵会医科大学客員教授で医療教育情報センターの理事長をしておられ、「長寿社会を生きる――私の健康法」という公開シンポジウムにお誘いくださった。プログラムを拝見すると魅力的なすばらしい演題揃いで、なかでも日野原重明先生の特別講演「輝くこころと輝くからだ」は、万難を排して直接聞いてみたいと誘惑され、出席させていただいた。二〇一三（平成二五）年七月二〇日、土曜日のことである。

まず、理事長の橋本信也先生が「心と体の健康」と題して、「健康とは、病気がなく、虚弱でないというだけでなく、身体的、精神的、社会的によい状態である」という世界保健機関（ＷＨＯ）の定義のご紹介から、「健全な精神は健全なる身体に宿る」という有名な名言が古代ローマの詩人ユウェナリスの作った諺であることまで教えてくださり、目の覚める思いであった。「哲学を持つ医師は神に近し」と言ったのは紀元前三〜四世紀に活躍した世界の医聖ヒポクラテスであるが、橋本先生のお話はまさにその通りであった。

続いて演壇に登られた日野原重明先生は、聞きしに勝るお元気なお姿でパワーポイントを駆使して、一時間立ったまま凛とした透明なお声で「輝くこころと輝くからだ」を講演された。身体が輝くとは、身体の健康が恵まれていることであり、病気がないということだけではなく、積極的な人間行動ができるということであるが、身体が生かされるためには身体の中に心がなくてはならないと申された。先生は一〇二歳まで無病でこられたわけではなく、小学四年生のとき急性腎臓炎、京都帝国大学医学部学生の折に肺結核に罹患している。超高齢になってもなおかつ輝ける身体をお持ちであるのは、疾病に対する対応が常に迅速であるのであろう。

先生は講演の中で、たくさんの生きるための哲学を話された。師との出会い、本や文献との出会い、病む患者さんとの出会い、ご自分の病気との出会い、そこからの学習や成長など、ヒポクラテスの言う「哲学を持つ医師は神に近し」ではなく、一〇二歳の先生はまさに神そのもののように神々しく輝いていた。「動物は走り方を変えることはできない。鳥は飛び方を変えることができない。しかし、人は生き方を変えることができる」と美しいお声で朗々と聴衆にメッセージを述べられた。

五分の講演時間を残して、「質問ありませんか？　その眼鏡をかけたご婦人はいかがですか」と目の合った私に振ってこられた。とっさに私は「なぜ先生はそんなにお元気ですか？」と伺ったら、「身体を鍛えるためにゴルフをやり、頭脳の運動に俳句をやっています」というお答であった。そして、「あなたはお腹が出ています。もっとお歩きなさい」ととどめを刺されてしまった。

糖尿病センターの親愛なる患者さんたちよ。ともに生き方を変えようではありませんか！

## 若者の前向き志向に負けないように

糖尿病学の殿堂とも言える国際糖尿病連合（IDF）会議は、いままで三年毎に開催されていたが、二〇一三年から二年毎に変更され、一二月二日から六日までオーストラリアのメルボルンで行われた。ヤラ川のほとりに建つメルボルン・コンベンションセンターは堂々としてすばらしく、約一四〇ヵ国から一万三〇〇〇人以上の参加者があり、世界最先端の研究が数多く発表された。

患者さんの代表である糖尿病協会のブースも、世界各国いろいろと自国の活動をアピールする展示がなされていて、盛況を極めていた。なかでも日本糖尿病協会は、和食が世界文化遺産に登録されることを見越して、伊藤千賀子先生の肝いりで、和食の解説や実例、食事療法における役割などを示し、親切で教育的な展示は見事であった。

そんなこんなで印象的な国際糖尿病連合会議ではあったが、何と言っても、開会式の若者の姿に胸を打たれた。シドニー大学小児科教授のシリング先生がＩＤＦ会長のとき、１

型糖尿病の少女に「医学が進歩しても私たちの糖尿病はちっともよくなっていない」と慨嘆され、国連に協力を求め、二〇〇六年、Unite for Diabetes が採択され、「世界糖尿病デー」ができた経緯があるからであろう。オーストラリア中から抜擢された少女たちの美しいコーラスは満場の会場をゆるがした。続いて、世界の糖尿病協会から選ばれた1型糖尿病の若者たちが、それぞれ自国の国旗を背負って開会式場のステージを進行した姿には胸が熱くなった。「糖尿病があっても世界の進化のために頑張っています」という無言のメッセージに泣かされてしまった。

この涙は、昨年一一月に新宿文化センターの音楽座ミュージカル「ラブ・レター」に招かれたとき、公演のあとの特別演奏で、全国から集まった中高生八〇名からなる合同オーケストラによる、高校二年生の中島直樹君が作曲した「Mother Earth Project」というシンフォニーを聞いたとき、こんなすばらしい若者がいる日本が滅びることはなかろうと涙した思いと同じであった。

作曲家を志している中島君は、東日本大震災のあと、母なる大地の未来へ熱い思いを寄せて作った曲だと説明してくれた。日頃、私は交通機関の優先席にどんと座り、スマートフォンばかり見入っている若者にいささか違和感を覚えていたが、優先席に座りたい己を恥じる気持ちになろうと思った次第である。

毎朝アメリカ糖尿病学会から送られてくる専門家へのメールの中にイギリスの研究者の報告が掲載されていた。「イギリスの2型糖尿病者の60％は運動をしていない。50％は食事療法をしていない。70％は何らかの合併症を持っている」と。日本にはこんな方はいないと思うが、もしいたとしたら、私と一緒に素敵な若者を見習おうではありませんか！

## 〔名言〕永久に生きると思って学びなさい

アメリカのジョスリン・クリニックといえば、糖尿病を学ぶ人でその名を知らない人はまずいない。インスリンが発見される前の一八九六（明治二九）年、エリオット・ジョスリン（一八六九〜一九六二）によって糖尿病の患者さんの診察が開始され、それが基礎になって設立されたと言われている、世界的に有名なクリニックである。ハーヴァード大学の関連病院にもなっているし、現在はジョスリン糖尿病センターと呼ばれている。

糖尿病患者さんのことを心から愛して治療を行ったジョスリン先生は、世界中の人々から「糖尿病の父」と呼ばれ、尊敬されてきた。一九一六年（大正五年）には『The Treatment of Diabetes Mellitus（糖尿病の治療）』という本を書いておられる。Pre-insulin era と呼ばれるインスリンのなかった時代の糖尿病患者さんの平均余命はたった四年であった。そんな時代に一〇〇〇人もの患者さんを治療し、その細やかな観察をもとに『糖尿病の治療』という大著を書いておられることは、敬畏と驚異と感動のほかはない。

一九五九年、私が医師になって三年目に購入した本は糖尿病学の進歩を次々に取り入れて改訂が繰り返され、すでに一〇版になっていた。編集者の筆頭にジョスリン先生のお名前があって、医局の同僚は皆、この本で勉強していた。当時、糖尿病の専門書は少なかったので、糖尿病のバイブルのようなものであった。

ジョスリン糖尿病センターそのものも、一九二〇年代には糖尿病妊娠外来ができており、また小児サマーキャンプや患者教育、運動教室などなど、世界の先端をいく医療システムがプログラムされていたので、私はいろいろな形で訪問し、交流を繰り返し、学ばせていただいた。そのセンターの壁には糖尿病の歴史やいろいろな名言などが飾られていて、その一つにセルビア大司教イシドールスの言葉が燦然と輝いている。彼は五六〇年から六三六年まで生き、活躍した聖人である。

永久に生きると思って学びなさい

明日死ぬと思って毎日を生きなさい

これは「平《へい》生《ぜい》則《すなわち》辞《じ》世《せい》」とまったく同じ考え方、生き方である。人生に対する取組みは糖尿病が有る無しにかかわらない。

過日、糖尿病を持つ子どもたちの会合でこのイシドールスの名言について話し、「糖尿病とともに歩む人生は、病気をもとに多くの人と出会い、多くのことを学び、力強く生き抜くことができる。糖尿病を持つ人生を苦にしないことです」と申したら、「先生と出会えてうれしいよ」と逆に力づけられてしまった。

明日死ぬと思って送る毎日はことごとく楽しいものです。

# 日本人の平均寿命と食事療法の変遷

海老名総合病院では毎週月曜日、八時半から朝礼が行われる。各科の責任者が寄り合って、救急患者の受け入れ状況、診療報告、一週間の行事報告、院長訓話などがある。八月四日の朝、院長から、毎年行われている「お子様探検ツアー」の様子が知らされた。夏休みの一日、病院を地域の子どもたちに公開し、医療の現場を見せて、地域医療の内容を知ってもらい、理解を深め、地域の人々と病院とのコミュニケーションがよくなることを願って始められたと聞いている。

院長と小学生の子どもたちの対話の中で、院長が日本人の平均寿命を質問したら、「女性八六・六歳、男性八〇・二歳です」と即答があり、「新聞に出ていたから知っている」と答えられた由。さらに院長が、「男女とも世界一になった原因はどこにあると思いますか?」と問いかけたところ、「食事のせいだと思う」と反応したという。正解はやや異なっていたが、院長は「将来この子たちが成人して海老名総合病院で働いてくださるようになるととてもうれしいです」とお子様探検ツアーの成果に満足と喜びを表しておられた。

最近、深く、高くご指導いただいた恩師平田幸正先生が享年八八で、『花埋み』以来ご親交をいただいていた作家の渡辺淳一先生が享年八〇でご逝去された。お二人とも軽い糖尿病をお持ちであったが、糖尿病合併症はまったくなく、人のために尽くす大仕事をなされてその生命をまっとうされた。

平田幸正先生は、綽名《あだ》が「糖尿病の神様」と言われていたほどの方で、鳥取大学医学部教授を経て、東京女子医科大学糖尿病センター教授になられ、「インスリン自己免疫症候群」という珍しい病気も発見され、世界の教科書に載っている方である。平田先生が一九九三年、第一三回日本臨床栄養学会でなされた会長講演「糖尿病食事療法の変遷」は患者さんには難しすぎるが、医療者には大変勉強になるので読んでいただきたい(『日本臨床栄養学会雑誌』15(1)3 - 10, 1993)。

糖尿病の治療においては、運動することと食事療法は要《かなめ》である。「お子様探検ツアー」の小学生が長寿の原因を食事と答えたほど、何を食べるかは大切である。医学の進歩、とくに糖尿病治療に対する薬剤開発の進歩は、食事療法をやさしい方法に変革した。日本の伝統的和食はそのまま糖尿病治療食になり得る。砂糖をいっぱい使った菓子やジュースの類、果物の食べすぎ、アルコール類のとりすぎに気をつければ、HbA1cを7％以下にすることはそんなに難しいことではない。努力は報われるものです。

## 患者さんを中心にした糖尿病チーム医療

いま盛んにチーム医療という言葉が叫ばれている。昭和三七、三八年頃から、私は「糖尿病があっても血糖コントロールがよければ妊娠、出産は可能です」というキャンペーンを始めていたので、糖尿病と妊娠の臨床にはとくにチームワークが大切で、ありがたく身にしみる。

僭越ながら、私は昭和五〇年から糖尿病妊婦治療にはチームワークと血糖正常化が基本であると、事あるごとに主張し続けてきた。

私のいうチームワークとは、医師が上位に立って命令を下し、共に働くというのではなく、内科医、産科医、新生児医、眼科医を含む医師すべてと、助産師、看護師、検査技師、薬剤師、栄養士が互角の実力を持って同じ線上に立ち、患者さんを中心に、患者さんのために医療に励むということであった。いまもこの姿勢は寸分も変わっていない。

こんなに皆が力を合わせて一生懸命に医療を行っている病院で糖尿病の治療を受けた患者さんの一人が、二〇一四年もまたリリーインスリン五〇年賞を受けた。以前にもこの賞のことは取り上げたことがあるが、インスリン治療を五〇年以上続けている方に贈られる賞である。

私が「糖尿病があっても妊娠、出産は可能である」と門戸を開いてケアし、お子さんを産み、五〇年賞を受けた方が四人になった。医師として、うれしいかぎりである。

私の初期教育を受けていただいた人たちは、喜ばしいことにほとんど合併症を持っていない。昨年の受賞者一一人の中には九州からおいでになった二人が失明していた。しかし、家族のやさしい介護にドラマがあり、感動させられた。

賞に関して司馬遼太郎が書いている。誰がその賞を受けたかによって、その賞の格付けが決まるので、受賞者を選ぶことは大変な仕事である。大阪府の文化賞とも言うべき「山片蟠桃賞」の第一回受賞者にはドナルド・キーン氏を選んだと。しかし、このインスリン五〇年賞は患者さん自身の日々の努力によって達成される格調高い賞である。

患者さんを中心にしたチーム医療は確かに糖尿病医療に大きな貢献を示し、合併症予防に役立っている。しかし、医療は受けるだけでなく、患者さん自らも大きく開眼し、意志ある行動をすることが大切である。最近、血糖自己測定用紙を五箱も六箱ももらって、HbA1cが9%を超えている方が多いことを発見した。血糖自己測定はコントロールをよくするための道具であり、2型糖尿病は三箱以下と健康保険でも規定されている。

皆様、医療者も患者さんも共々勉強をしてよいコントロールを守り、よい人生の道程にあるよう心掛けようではありませんか。

## 教えることと教わること その2

恩師を超えるほど、患者さんから学ぶことはいろいろな形でたくさんあるが、逆に腰が抜けるほど驚かされることも少なくない。最近経験した三件は群を抜いて奇抜で、教え、治療する者としては大層考えさせられるエピソードであった。

驚天動地の一件目は、いつもHbA1cが7％以下で食事療法のみの真面目な患者さんが、たった一ヵ月の間に11.8％に上昇していた。「どうなさったのですか？」と伺うと、「いや、何も変わったことはありません。ただ、ひどくのどが乾き、尿が多くなりました」との答えで、体重も落ちている。これらは典型的な2型糖尿病増悪の症状である。「何をお食べになりましたか？」「特別な物は食べていません」

しかし、何もなくてこんな悪化が来るはずはないのだ。犯人を追う刑事さんのように、こちらも追及の手をゆるめなかった。「ああ、最近サプリメントを勧められて、毎日500ccのスポーツドリンクを2L愛飲しています」ということであった。栄養士さんに調べてもらい、それが「DAKARA」というサプリであることがわかった。500ccの「DAKARA」には21gの砂糖が入っていて、2L飲めばそれだけで一日84gの砂糖を食べることになる。糖尿病者の一日の適量砂糖摂取量は20gと規定されている。これでは糖尿病が悪くならない訳はない。

二件目。HbA1cがいつも6.3％前後の方が7％になっていたので、「何かありましたか？」と伺うと、「最近ミミズのサプリメントが切れていたので、そのせいでしょう」と言う。「ミミズで作ったサプリは血栓を溶かす最良のものですが、血糖も下げるそうで、ずっと飲んでいました」。得意気な表情さえ浮かべている。「サプリメントは医薬品ではなく民間療法で、血糖降下作用のあるものはありません」と強調して、お別れした。

吐き気を催しながら調べていただいたら、ミミズの組織の中には血栓を溶かすルンブロキナーゼという酵素が含まれていることを宮崎医科大学の教授が発見された由である。しかし、血糖降下作用のことは何も書かれていない。

三件目は、きちんと朝食を摂らずにインスリン注射をして来院し、血糖値が35㎎／dlの方であった。「いい結果で先生にほめられたかった」とおっしゃり、涙の出るような殊勝なお心であるが、一〇数年間糖尿病治療をしていながら、薬の副作用も、**HbA1c**の意義も理解してしてないように思われ、教育の技術の悪さを強く反省させられた。

二月に「糖尿病学の進歩」という卒後教育大会があり、「歴史に学ぶ糖尿病」という講演を行なった。そのとき、教え子の帖佐理子《みちこ》先生が、「タイのマヒドン大学の教授から、『一〇の話をするとき、一〇〇の知識を持てばよい話ができ、一〇〇〇の知識で深い話ができる』と教えられましたが、今日の先生は一万倍の努力をなさいましたね」とほめてくださったが、患者教育は無限大の努力が必要であるとつくづく感じ入っている昨今である。

# インカ帝国の歴史と文明に学ぶ

二〇一六年三月二一日から二三日まで、通称ＩＡＤＰＳＧと略して呼ばれている第五回国際糖尿病・妊娠学会が、アルゼンチンのブエノスアイレス大学で開催された。私はこの学会の代表幹事の一人を務め、招聘演者でもあった。

この国際学会は、私たちが作った日本の「糖尿病と妊娠に関する研究会」が、一九九四年、第一〇回記念大会を迎えたとき、外国から招いた五人の演者たちが、異口同音に国際的な交流の大切さ、世界を知ることの大切さを説いたことがきっかけになって作られた。

第一回は一九九八年八月、オーストラリアのケアンズで開催され、約四年の周期でスペイン、アメリカ、インドと巡り、今回アルゼンチンが主催国となった次第である。首都ブエノスアイレスは、日本からアメリカ廻りで二四時間かかるので、大変遠い印象を受けるが、かつて世界の一流国と言われた国がいま、どうなっているかの興味もあり、遠い感じはしなかった。それに若い頃から憧れていたマチュピチュは、この機会に寄って見ないと、年齢的に再度来ることはなかろうと考え、病院から三日間の休暇をいただいて帰途、インカ帝国の文化遺跡を訪ねることにした。

三日間の学会が無事終わり、翌早朝ブエノスアイレスから三時間かけてペルーのリマへ飛び、そこからまたクスコまで一時間半の飛行。クスコはインカ帝国の古都である。アンデス山脈の海抜三四〇〇メートルの高原都市で、友人から高山病に気をつけてと散々言われてきたが、何の症状も出なかった。日本から依頼しておいたガイドさんに迎えられて、そのまま車と汽車に五時間揺られて、午後七時頃ようやくマチュピチュ村のホテルに着いた。マチュピチュは同じアンデス山脈のなかでも海抜二四〇〇メートルに位置しているので高山病にはならなかった。

次の日、二五分バスに揺られて憧れのマチュピチュに足跡を記した。ここは石造りの「太陽の神殿」「三つの窓の神殿」「コンドルの神殿」「主神殿」などがあり、月や太陽を映す水鏡や、いまだに清水の流れる水路も残っている。石造建築だけでなく、哲学も残っていた。

三大世界観といって天上界、地上界、地下界があり、それぞれ天上には自由を表すコンドルがいて、地上には強さを示すピューマが、地下界には知識を表す蛇がいると考えられていた由。また、怠けない、盗まない、嘘をつかない三大掟もあった。加えて三つの大きな「しなければならないこと」は働くこと、学ぶこと、愛することであったと教えられた。

中世に繁栄したインカ帝国の首都クスコが一五三三年スペイン人フランシスコ・ピサロに侵略された後、マチュピチュもいったん消え失せていたのであるが、このような解説を伺っていると崇高な宗教センターであったのではないかとさえ思われてくる。

恥ずかしながら私は、若い頃インカ帝国は古代文明だと思っていた。患者さんも糖尿病を現代病だと勘違いしている方もいるであろう。親切に教えてあげなければと考えながら帰国の途についたのである。

## 計画妊娠の実際

一九八七（昭和六二）年、私は自分の悲しい死産の体験を基調に、糖尿病の人々がもつ悲惨な妊娠結果を良くするために『女性のための糖尿病教室―妊娠・出産を安全にする』という患者さん向けの本を出版した。

そして、一九歳で1型糖尿病を発症した飯田智恵さんと、この本がご縁で出会うことができた。出版直後のことだ。

飯田さんは、この時二九歳ですでに一〇年の病歴があり、糖尿病では妊娠継続は不可能であると人工流産をさせられた経験を持っていた。やっとできた胎児喪失の悲しみに加え、糖尿病を持つことをご主人に対してどれほどすまなく辛く感じていたことであろうか。

彼女は私の本を読んで、糖尿病があると妊娠出産はできないというのは間違いであることを知り、すぐ関西から上京し東京女子医大糖尿病センターに入院した。合併症も無いので正常血糖を目標に、万全のコントロールを整え、奈良に帰ってすぐ妊娠した。

地域の大病院でも、当時まだ糖尿病合併妊娠の出産例はなく、第一例目だったそうである。しかし医療者の暖かく手厚い治療で問題のない健常な女児を出産された。三〇歳のときである。常にコントロールは良く合併症もないので、三四歳で次女も出産している。

ご本人はいま二〇一六（平成二八）年現在五八歳、長女はすでに結婚し立派な社会人となり次女は大学を卒業し社会人一年生だ。

二〇〇二（平成一四）年、奈良で日本糖尿病・妊娠学会が開かれた時、私はこの実に和やかかつ、爽やかなお子達に初めてお会いした。飯田ご夫妻とは一六年ぶりの懐かしい再会であった。

ここに掲げるお嬢さんとの質疑応答は、二〇一〇（平成二二）年七月、仙台で行われた「1型糖尿病セミナー」の記録だそうだ。セミナーにおける長女めぐみさんへの一問一答である。

Q1．お母様の糖尿病をいつどのように理解しましたか

A．特別にきちんと理解した時期というのはなかったような気がします。生まれてから、家に注射器があって、母がご飯の前にそれを打つ…。それはとても当たり前の光景でした。母には必要なものだなと漠然と感じていたのだと思います。

そして、私は患者会に小さな時から家族で参加していたので、そこでの勉強会や同じ病気をもつ同世代の友達からのレクチャーで、少しずつきちんと理解していったのではないかと思います。また母が幼い私達にも、子ども扱いすることなく説明し、頼りにしてくれていたことがとても大きかったと思います。それが私達の誇りでもあり

ました。小さいながらに「お母さんを守る！」と張り切っていたのだと思います。ひとりの「人」として対等に関わってくれたことで、「私達も理解したい！」と思えたのだと思います。

Q2．血糖コントロールのサポートについて

A．コントロールは母がきちんと自分で行っているので、私達家族は低血糖のときのサポートを行うくらいです。

母が低血糖になりそうな時をキャッチし、さりげなく「食べる？」と促したりします。でもそれは特別なことではなく、靴紐《くつひも》が解けそうになっている人が紐を結び終わるまで待っていることと、なんら変わりのないことだと思います。

また、母は低血糖になると素直に食べてくれないので、そこを「これ新発売のジュースやで！」「めっちゃおいしいで！」など言いながら食べさせるのが私達の役目です。母に食べてもらえるようにするのは、誰よりも私と妹が一番上手だと思っています（笑）。

Q3. 家族として

A. 1型糖尿病であることは母のほんの一部です。けれども、この病気があるからこその「強さ」「優しさ」でもあるとも思います。母は病気と闘いながらも頑張って私と妹を産んでくれ、その病気を逃げることなく、家事もバリバリ、テニスもバリバリ、患者会の活動もバリバリ、私達の学校行事にもバリバリ参加してサポートしてくれます。

娘の友達やテニス仲間から「めっちゃおもしろい、元気な母さんやね！」と言われて「ニャッ」と笑う母が大好きです。そして、そんな母に強い尊敬の念を抱いています。何があっても「尊敬」の気持ちがあるので、私達は母に逆らえません…(笑)。でも、家の中にそういう人がいるのはとても素晴らしいことだと思います。「この人を超えられるのだろうか…」と私達にとって母は大きな壁となり、目標となってくれています。そして、母の病気があるからこその「家族の絆」はとても強いものだと思います。

母と娘の関係で言えば、お腹にいるときから共に戦ってきた戦友でもあり、夫婦の関係でいえば発症当初から支え合ってきた旧友でもあります。だからこそ、私達は家族より「仲間」という意識の方が強いのかもしれません。私達は、この1型糖尿病を通じて、より強い絆を築いていける、そういった素晴らしいチャンスを得られたのだと思います。そのチャンスをくれた1型糖尿病に感謝しています。

性格や頭脳、才能は計画妊娠と関係ありませんが、なんと羨ましい、あっぱれなお答えであろう。この症例は計画妊娠のひとつの理想の姿ではないだろうか。

## 妊娠を経験した糖尿病女性の素晴らしい人生

私が東京女子医大糖尿病センターに勤務中の一九八〇年代のことである。鹿児島で活躍している糖尿病学会の友人河野泰子先生からお電話をいただいた。

「一〇歳発症の1型糖尿病で病歴がもう二〇年以上になっている方であるが、二〇年を超えても妊娠継続は可能でしょうか」という、大変患者さんを思う心のこもった質問であった。

私は「糖尿病暦が二〇年でも三〇年でも、ひどい増殖網膜症や腎臓機能が低下してしまった腎症をもっておらず、血糖コントロールさえ良ければ、何ら問題は無い」とお答えした。1型糖尿病の中には、一歳や二歳で発症する方がいて、結婚適齢期になるともう病歴は、二〇年や三〇年になるのであるが、私の妊婦治療経験例の中で、この症例は長い罹病期間をもつ最初の方であった。

主治医の河野泰子先生は「合併症が全くないので妊娠を継続させます」と大変お喜びの様子であった。その後、無事出産されたとの報告は受けたと思うが、東京と鹿児島という空間的距離もあり、そのことをすっかり忘れていた。

それから約三二年経た二〇一二年一一月七日、第一〇回リリーインスリン五〇年賞の受賞式に参列して、付き添いで見えた河野泰子先生に「三二年前、先生にアドヴァイスをいただいて妊娠を成功させた方が五〇年賞をいただくのです」と紹介されてとても嬉しかった。

生後五ヵ月のお子さんを抱いたお嬢さんは、「世界で一番大きな愛を与えてくれた存在です」と母親を尊敬していると話され、五〇年賞受賞者のご本人は「早く孫と話をしてみたいので、少しでも長生きをしたい」ととても和やかな雰囲気であった。

二〇一二年度の受賞者は全員一一名で、女性八名男性は三名であった。女性の殆どの方が妊娠、出産を経験されており、「妊娠中は健全なお子さんを持つために血糖正常化が常識であり、分娩後はそれを人生に演繹して良いコントロールを保って、合併症の無い一生を送ること」という私の主張し続けた哲学が、皆様の中に生きているように感じられた。

医療者における糖尿病の対応は年月とともに大きく変貌している。この席上に多くの1型糖尿病患者さんがいらっしゃったが、この方々は健全な診断の下にインスリン治療が開始されたわけである。

昭和の初めは、1型糖尿病の急激な病状の変化を疫痢と診断され命を救えなかった時代でもあったと教えられている。お孫さんと一緒に参加できるインスリン五〇年賞受賞式に参列して、医学の進歩を私自身もこころから感謝せずにはいられなかった。

糖尿病があってもコントロールさえ、きちんとしていれば結婚も妊娠も普通にでき、人生にマイナス点のないことを示すエッセイがあるので以下にご紹介したい。

この二人の1型糖尿病のエッセイは私の勤務する糖尿病センターの会報に書いてくださったものであるが、許可を得て転載させていただいた。彼女ら二人は1型糖尿病の患者会活動を真摯に、真面目に、立派に行っているのである。

## 1型糖尿病患者になって

白登紀子　飯田智恵

私と飯田さんは三〇年来の1型糖尿病患者です。そして一番分かりあえる大切な友だちです。私たちには親友になるよう運命づけられていた共通点があります。

一つは同じ年頃で病気を発症したこと、二つめは東京女子医科大学糖尿病センターで大森先生に出会ったことです。

血糖のコントロールが今ほど容易ではなかった一九八〇年代当時、糖尿病をもちながら妊娠・出産をすることは不可能と思われていました。私たちも妊娠中に子どもを失うという悲しい経験をして、藁をもすがる気持ちで大森先生を訪れました。

厳しいご指導でしたが温かく見守ってくださり、元気な子どもを授かりました。先生は糖尿病のコントロール、妊娠・出産という大仕事を一緒に乗り越えて下さっただけでなく、私たちの人生をも変えました。それが三つめの共通点です。

飯田さんは出産後「感謝の仕様がない」と先生にお礼の手紙を書くと、先生は「私に感謝するのではなく、あなたにはできることがありますよ。体験して大変だったこと、子どもを授かって嬉しかったことを伝えなさい」とお返事を下さったそうです。

そして飯田さんは患者さんのために患者会活動を行い、多くの患者さんを支え励まし続けています。

一方私は、病気を一人で抱えて悪戦苦闘しましたが、或るとき病気があるのが自分、その自分ができることは何かと考え、「糖尿病を治す研究者と患者をつなぐ[注1]」活動を始めました。

その後、大森先生を起点とする糸が繋がり、飯田さんと私は出会いました。それまでは知らない同士でしたが、出会うとすぐに私たちはまるで双子の姉妹のように仲良くなり、今までの経験を本にしようと、患者さんの体験談集『ぼくの、わたしの、1型糖尿病のこと話しました[注2]』をつくりました。

最後の共通点は、私たちは糖尿病であることを受け止め、糖尿病であるからこそできることを頑張っていることです。方法は違っても目指すゴールは同じ、だから私たちは一番分かりあえる大切な友だちです。

（注1）http://www.traum3.jp/csr/csr1/
（注2）本書は認定特定非営利活動法人日本IDDMネットワークから入手できる。（引用）

# Ⅱ

# 医療者として

# カッパドキアへの思い

糖尿病を学ぶ者にとって、トルコのカッパドキアは聖地である。糖尿病の教科書の最初のページにある歴史の中には必ずカッパドキアが出てくる。アレテウスはローマ時代のカッパドキアで、紀元八一年〜一三八年頃に活躍した人とされている。ギリシャ語で書かれた彼の著書は、一五五二年ヴェニスで近代版としてラテン語で出版され、その一つの章に糖尿病が書かれている。二宮陸雄先生と古川明先生は共に信じられない程の勉強家で、医学史の探究を重ねておられる方々である。古川明先生の本(『切手が語る医学の歩み』医歯薬出版)には、アレテウスの医学著述は、一五五四年フランスのアンリ一一世によってはじめてパリで出版され、医学の金字塔と賞賛されたと書かれている。

アレテウスが糖尿病について書いた記述は二宮陸雄先生の記述によると、次のようなものである。(ヘテニー他著『インシュリン物語』岩波書店)

糖尿病はそれほど多くはないが、不思議な病気で(Diabetes is a mysterious illness)肉や手足が尿の中に溶け出してしまう。経過はどの疾患でも一様で、腎臓と膀胱とが侵される。患者は水を作ることを寸時もやめず、水道の口から流出するごとく、その流出は絶え間ない。しかも病気の性格は慢性で形をとるまでに長い時間がかかる。しかし一旦病気の体制が完全に確定されてしまうと、患者は短命である。溶け出しは急速で、死もまた急である。その上、生きている間も全く厭な苦痛なものである。渇きはいやすべくもなく、いくら過飲しても尿の流出が多くて大量の尿に追いつかない。水を飲んだり、水を作ったりすることは誰もとめられない。それどころか、もしも暫くの間でも水を飲まないでいると、口はカラカラに渇き、身体は水気がなくなってしまう。内臓はしなびたようになる。吐き気と不穏な気持ちと、やけつくような渇きに苦しみ、遠からずして死んでしまう。

と表現されている。

この病気にアレテウスはDiabetes（糖尿病）という名前をつけた。なんというすばらしい観察眼と深い洞察力をもっていることか。インスリン治療が発達した今日でも、インスリン依存型、非依存型を問わず、治療せず糖尿病を放置すれば、患者はアレテウスの記述と全く同じ症状をあらわし、糖尿病昏睡に陥って死に旅立つ。二〇〇〇年前の彼の患者をみる目の鋭さに今更ながら驚嘆するばかりである。

古川明先生の著書によると、脳卒中で病巣と反対側に片マヒがおこることを初めて記述したのもアレテウスである。一体どんな顔をした御仁であるか〝Diabetes Journal〟にあらわれた尊顔を拝すると、なかなかの好男子でもある。ヒポクラテス像やアスクレピオス像と同じように誰かのイマジネーションによって描き出されたものにちがいないが、涼しげな大きなまなこと、科学者らしい尊厳さを保った温顔が人の心をひく。

アレテウスのような深い観察のできる臨床医でありたい。それは長いこと私の憧憬であり、道標でもあった。

ふとしたことでお知合いになった文化勲章受賞者の杉山寧ご夫妻に招かれて、画伯の展覧会を見に行った。画伯の精神的活動の過程を示すような日本画の展覧の最後の部屋に、精神の昇華の極みともいうべきカッパドキアの岩山に満月がかかっている絵が、ひときわ立って精彩を放っていた。画伯はイタリアやエジプトの古代文明に強くひかれて、それらを題材にしたすばらしい絵をたくさん描いておられるが、カッパドキアに対してもその古代文明の芸術ゆえに多大の興味をもっておられた由である。

画伯の画題はすべて一文字の漢字で表わされているが、このカッパドキアの満月は「盈《えい》」

と名付けられている。「盈」とは、満月のほかに、美しい、盛んになる、一杯にする、満ちる、あふれる等の意味がある。この絵の前に立ってじっと眺めていると、岩山の岩窟の中からアレテウスがひょっこり顔を出して現われるような錯覚がして仕方がない。満月の光をかざしてアレテウスは死にいく患者さんを何人もみたことであろう。そういえばアレテウスの深い洞察力と杉山画伯の鋭い洞察力とはどこか共通点があるように思われる。画伯のこの絵を糖尿病センターの同門会誌の表紙に使わせていただきたいとお願いしたら、画伯は快くご承諾くださった。

それにしても、アレテウスから二〇〇〇年を経た今日、糖尿病とはいまだに不思議な疾患である（**Diabetes is still a mysterious illness**）。

私がこの一週間で新患として診た患者さんの中には、インスリン注射をするので長期間入浴を禁止されていた1型糖尿病の女児、壊疽によって初めて糖尿病を発見された2型糖尿病の主婦、浮腫を主訴に初めて来院し、腎不全を発見された2型糖尿病のサラリーマン、血糖が400～500㎎／dlあっても、のどが渇かなければよいと指導されていたヤング1型糖尿病、一年間入院させられベッド上の生活を強いられていた1型糖尿病の高校生など、これもまた驚嘆すべき医療の未開発のとばっちりを受けて苦しんでいる患者さんが東京都下にもこんなにたくさんおられることがわかる。
この九月にはヨーロッパ糖尿病学会がトルコのイスタンブールで開かれる。トルコでは誇り高くカッパドキアを参加者の多くの人々に見せようとしている。私も是非あこがれのカッパドキアに行き、アレテウスの活躍した現場をこの目で見、高邁なアレテウスの霊気にふれて高度の医療を行いたいものだと思っている。

（一九九四年七月）

## すべての分野が専門家の集団——糖尿病センター

日本全国に糖尿病センターと呼ばれる機関はいくつかあるが、大学に附属した糖尿病センターは、東京女子医科大学の当センター一つだけである。世界的な規模で有名な糖尿病センターは、アメリカにジョスリン糖尿病センター、デンマークにステノ糖尿病センターがある。最近では東京女子医科大に糖尿病センターありと、日本の各地からは無論のこと、インド、東南アジア、韓国、台湾、中国、ヨーロッパ各地から見学や治療を受けにくる方が増えている。

糖尿病センターは、一九五四（昭和二九）年に発足した中山光重教授、その後を受け継いだ小坂樹徳教授が主催された第二内科教室が母体となっており、今日の糖尿病センターに形づくられたのは平田幸正教授の時からである。一九七五（昭和五〇）年七月に糖尿病センターと名付けられ、外来、入院が総合された新しいビルディングが出来たのは、一九八七（昭和六二）年のことである。

この糖尿病センターは、平田幸正先生の糖尿病に対する情熱の限りをつくして設計、建設されたものであり、小さいながら実にコンパクトで、能率的であり、患者さんに対して愛情あふれる建物になっている。

外来は一つのフロアで、診療、血糖、HbA1c測定、腎、網膜症、神経などの合併症のチェック、栄養、教育指導、入退院手続きまで、糖尿病の診断、治療、管理に必要な事柄はすべて出来るような仕組みになっている。

外来には、糖尿病の内科一般、糖尿病眼科、小児・ヤング糖尿病、糖尿病腎症、CAPFD（持続式）腹膜透析法）外来、妊娠、肥満、高脂血症、糖尿病神経障害、壊疽を含むフットケア、チャンプレンのコンサルタント、ナース・栄養士の患者教育、母親学級、育児学級などの部門があり、すべてその道の専門家が担当している。産科医や眼科医、腎臓外科医などのチームワークは強力だ。

入院の必要があるときは、外来のすぐ上の階が、糖尿病センターの病棟で五九床を有し、初回導入された血液透析もできるように Dialysis unit のベッド五床が常時作動している。入院でも、全身疾患としての糖尿病の合併症は院内の他科と強いチームワークを組んで、早期治療に全力が注がれている。

また、患者教育に大きな力を入れ、チャンネル2を押せば午前、午後いつでもテレビビデオを用いた勉強が出来る。これらはすべて平田幸正先生が残された偉大な legacy であるといえる。

（一九九五年七月）

# 心を耕すことは、頭脳を耕すより尊い

よい医療を施すために参考となる書物は沢山あるが、自分の病気の経験は、患者さんの気持ちを理解する上に役立つ最良の方法だといわれている。

私は一九九八年暮れに思いがけない闘病経験をもった。職員定期検診で卵巣嚢腫がみつかり、一年間に直径二センチも大きくなっているので、年末年始の休みを利用して摘出してもらうことにした。年末に手術を受ければ、三日休むだけで、病院にはあまり迷惑をかけなくてすむと判断し、友人、先輩、後輩のご高診とご配慮を受けて一二月二五日に手術をしていただいた。

術後、傷の平癒を待つ間は、ボヤッとしていないで、コンピューターなどしっかり教えてもらおうと思って指導の先生を依頼しておいた。しかし、体にメスが入るということは、想像以上に難儀なことで、その上全身麻酔を受けると、術後二～三日は、精神活動が鈍り集中力は減退するものである。それに、座るということは、お腹に力が入るので、傷が痛くてとても座れない。そのためコンピューターの受講など出来るものではなく、お願いしておいた先生との約束は、キャンセルさせていただいた。

術後二日目、何本もの点滴をぶらさげて、やっと五〜六歩歩いてみたが、傷口の痛みと、つれと、ふらつきで、まるで自分でない感じがする。ましてや、膀胱バルーンをつけては気分的に歩きにくい。また、疲れていないから、夜になっても眠れない。夜回診に来てくれた看護婦さんに「今、何時ですか」と聞く。「一二時ですよ」。メガネをはずして寝ているから時計の針が見えない。また、何かの用でまわって来た方に、「今、何時ですか」「一時です」という調子で何回も聞く。時の流れは悠久の太古を思わせるような進み方である。健康に働いている時、あれ程たくさん眠りたいと切望していたのに、病める日の長い夜の不眠のやるせなさ。やっと眠りかけると傷口が痛んで目が覚めるのである。

術後三日目、初々しい若い看護婦さんがやって来て言った。「今日は年末最後の会計日です。本日お支払い出来ない場合には、退院日に支払うという自筆のサインがいります。一階の事務室へ行ってください」

「ちょっと待ってください。私はまだ歩けないのよ。未払いで逃げるようなことはしないから……事務へお断りするから電話番号を教えてください」。このナースと私の会話を、たまたま見舞ってくれた産婦人科の元教授が聞いていて、「この患者さんがまだ歩けないことは、貴女が一番よく知っているはずじゃない？　こういう時は婦長に相談しなさい」とたしなめてくれたが、こんな心ないことを私達も平気で患者さんに言っているのではないかと、強く反省させられた。

ユダヤの格言にこんなのがある。「心を耕すことは、頭脳を耕すより尊い。神はまず、人の心をみて、それから頭脳をみる」

術後七日目は、ちょうど正月元旦で東病棟六階から初日の出を拝み、生まれてはじめて病院のお雑煮を一人でことほいだ。一切れしか入っていない餅だが、まだ食欲がないのでちょうどよい分量である。傷口の痛みも日一日薄らいで一月二日抜糸、三日に退院した。

帰りぎわに病院の事務があいたら、入院費をいくら用意すればよいか教えてくれるようにお願いしておいたら、一月五日に律儀にきちんと退院事務から電話をいただいた。

「貴女の入院費は〇十万円です」と教えてくれた。

「それは通常の値段ですか、それとも至誠会会員（東京女子医大卒業生の会員団体名）としての割引をしてくださった値段ですか」と聞いてみた。至誠会員の医療費割引は明文化されているからである。

「いやこれは通常の入院費です。至誠会員なら証拠のゴールドカードを持っていますか」ときた。

「もちろん持っていますよ。私はつい最近まで糖尿病センターの所長をしていたのですから……」

たった二年前に定年退職したばかりなのに、もう完全に忘れられた存在であることを知って、少し空しくなり、少し淋しい気もした。時の流れは悠久ではなく、光陰矢の如しである。女子医大一〇〇周年記念事業のために至誠会員には大きな寄付が申しつけられるはずであると聞いた。これは心理作戦である。

「あなたは至誠会員ですから僅かですが、割引させていただきました」と言われれば、お返しに出来る限りの寄付をさせていただこうと思うのが人情である。会員証を提示してくださいというのは事務として当たり前のことではあるが、少し違和感を感じる。この会話からは、少なくとも管理者としての気くばりの大切さを改めて思い起こされたのである。患者さんに最良の医療を施すために、いつも自分が病気をして、入院したり外来を訪れることは出来ないが、医療者として、また病院管理者として、まことに反省し学ぶことの多い卵巣嚢腫摘出術の経験であった。

（一九九九年四月）

## 交流の大切さ、知る喜び

栗橋のようなひなの里の病院に勤めていると、学問と関係なくとも何はともあれ、何でも知らせてもらえることはとても嬉しいことである。学位をもらったとか、留学から帰ってきたとか、どんなニュースでも交流の持てることは、とにもかくにも嬉しい。歳のせいなのかもしれない。

糖尿病学を学んでいる人なら、誰でも知っているウプサラ大学の Prof. Hellerstrom から年明けに、手紙をいただいた。暮れの三一日付けで奥様の御逝去を知らせるものであり、訃報の最後の下りに次のようにしたためてあった。〝Harrieta and I had been happily married for 43 years and I miss her deeply.〟。Diabetologia の編集長として、また学会などで二〇数年以上付き合っていても知らなかった先生のとてもやさしい一面を知り得て、悲しみはさらに深まった。知らせていただかなければ何も知らないで終わるところである。人生は、知る喜びと交流の大切さを積み重ねて行っているように思う。

そんなわけで、私の書いたものもここに転載させていただき知ってもらおうと思う。

## (1) 出会い

『我と汝(Ich und Du)』の著者でユダヤ人哲学者のマーチン・ブーバーは、人生の最も大きな幸せは人との出会いであると述べている。そう言えば、私にもさまざまな出会いがあり、教えられたり、慰められたり、励まされたり、反省させられたりして、感謝しながら日々が過ぎてきた。今も東京女子医科大学を定年退職し、この栗橋病院で新しい、そしてすばらしい出会いに恵まれ、毎日を心豊かに送らせていただいている。そんな中でも、さらにまた自分の人生で巡り会えて本当によかったと思える恩師が、何人かあるものである。その一人に、四〇年前出会った出張病院の院長先生がいる。

私は女子医大を卒業するとすぐ、糖尿病を専門とする中山(光重)内科教室に入局した。教室には静岡県の榛原町に出張病院があって、医局員が交代でお手伝いに行っていた。派遣期間が長いと大学病院での研究に差し支えるので、任期は六ヵ月であった。当時医局員はあまり多くなかったので、順番はすぐに回ってきて、私は入局二年目で榛原病院に派遣された。病院は、町立の中規模病院であったが、各科の医長はすばらしい実力者ぞろいで、何を聞いてもよく教えてくれた。なかでも院長先生の外科医としての臨床の勘は鋭く、MRIやCTのない時代に既往歴と熱型から術前に肝膿瘍をピタリと当てたり、腹痛だけで胆管への回虫の迷入を示唆して的中したり、度肝を抜かれるような診断学とメスさばきのうまさは、全医局員の崇拝の的であった。

院長先生のもう一つの魅力は、何代も続いた開業医の御曹司で、外科学教授の招きをいくつも退け、毅然として地域医療に徹していることであった。そのうえ、先生は新婚二～三月で出征したまま愛妻を結核で亡くされ、以後二度と再婚をなさらなかったそうである。どんなに疲れていても、どんなに遅くなっても、雨でも風でも、奥様の祥月命日には必ず山の上のお墓に行かれるのは、有名なエピソードであった。

やがて院長を辞し、二俣のご実家を継がれたが、私たちは先生の医師としての風格に惹かれて、年に一度は二俣詣でと称しお目にかかりに行ったものである。浜名湖で泳がせていただいた子どもたちは四〇歳近くになり、一緒に学んだ友人は大学学長になって定年を迎えた。そして、先生は昨年ひっそりと奥様の待つ彼岸の国へ旅立たれてしまわれた。昨日、私たち教え子は猛暑の中で、やっと墓参を果たした。友人の一人が言った。「なぜ私たちはこれほど斎藤泰先生が好きなのかしらね」――それは悲しみを踏み越えたトータルの人間の魅力があるからではないだろうか。四〇年間、一つの出会いから、いろいろなことを教えられ続けている。

（「くりはし」院内報第七号　一九九九年九月）

## (2) 夕映えに思う

シューベルトの歌曲のなかに「夕映え Im Abendrot」と題するカール・ラッペの詩に作曲した大変美しいリードがある。この世に、黄金色の夕映えの光が満ちる時、神に敬虔な祈りを捧げながら神との一体感を喜ぶという、誠に厳かで深みのある曲である。音楽会のアンコールでよく歌われている。

西向きの栗橋病院の窓から、夕日が真っ赤に大きくなって、富士山を紅に染めながら秩父の山並みに沈んで行くのが見えると、私はいつもこの曲を想い出す。外気が寒い日の入り日は殊の外美しく、厳粛な気持ちにさせられて、思わず手を合わせて祈りたくなると同時に、医療はこれでいいのかと反省するひとときになる。朝日が東の空を明るくするときの神々しさも、神を感じずにはいられないが、同じ太陽でありながら夕日の輝きはシューベルトのメロディーのようにさらに深い静謐と祈りが加わるから不思議だ。

夕映えを見ながら時々忘れ得ぬ患者さん達のことも想い出される。そのお一人に長年糖尿病を患っていて、血糖コントロールがよく、糖尿病性合併症も無いのに動脈硬化が進み、予想を遥かに越えて早く亡くなってしまった方がいた。美しい貴婦人のような患者さんであった。脳梗塞を起こし、入院中、一夜にして足指が全部黒化する下肢壊疽が起きた。大きな血管だけでなく、下肢に至る中・細小動脈の閉塞性動脈硬化症が一気に進んだものと思われる。

動脈硬化症は糖尿病がなくても進展し、人類の不老不死の夢を阻む病態である。糖尿病があると非糖尿病者の三倍進みやすいことが明らかにされている。その患者さんが動脈硬化症を起こすことは、避けられなかったとしても、下肢壊疽を医師として予見出来ず、患者さんのご家族にもご本人にもその周辺の説明をしていなかったことは、とても反省させられ、亡くなられてから慚愧《ざんき》に堪えない思いを何回も繰り返し感じている。患者さんには〝水も漏らさぬ周到さ〟で誠心誠意対応している積もりであるが、このような不測の事象が起きることが稀にあるものである。

少し問題の質は違うが、最近、口のききかたが不遜で患者さんを怒らせる若い女医が多いという苦情を聴かされた。この種の問題に男女の性は関係ないように思う。相手の立場を考慮しない、一方的に物を言う気配りの無さが不遜な印象を与えているのではないだろうか。美しい落日を見ながら私自身もよくこの辺を反省している。この一ヵ月の間に私自身が経験した三件は、院外からお会いしたいと言ってアポイントを取るのに、ご自分の都合の良い日を列記して「この中からいい日を教えてください」とある。相手の都合は全く考慮していない気配りゼロである。医療の現場に限らず気配りの哲学は堅持したい。

（「くりはし」院内報第九号　二〇〇〇年三月）

### (3) 名医は哲学をもつ

「哲学をもつ医師は名医である。それは神に近い」。誰が言ったか忘れたが、古代ギリシャの哲人であったかもしれない。確かに、私が医学の薫陶を受けた恩師は、みな哲学をもつ名医であった。

平田幸正先生は、世界のText Bookに載っているインスリン自己免疫症候群を発見し、優れた研究者でありながら、学生の講義も熱心、患者さんをこよなく愛し、臨床にもめっぽう強いので、糖尿病の神様と呼ばれていた。

中山光重先生に次いでご指導をいただいた小坂樹徳先生も、すばらしい名医である。インスリン分泌、血糖調節の熱心な研究を重ねながら、患者さんのかゆい所に手が届く優れた臨床家でもある。「優れた研究は優れた臨床から芽生え、優れた臨床もまた優れた研究に裏打ちされるのだ」と言って、私達弟子をいつも鼓舞してやまなかった。

小坂先生は、臨床や研究だけでなく、生活のあらゆる面に哲学をもっておられた。精神がきりっとしておられるので、少しこわい感じがするが、お会いしてお話をするたびに、いろいろの哲学を授かった。「金に焦点が合ってはいけない」「人生で求める究極のものは真・善・美である」などなど、大学人としてのあるべき姿勢の多くを先生から学んだ。神に近いというより、われわれにとっては神そのものである。

最近また一人の名医に久し振りにお会いする機会を得た。中山恒明先生である。先生は人も知る食道がんの大家である。外科学教授として脂の乗り切った四五歳、一九五九(昭和三四)年に糖尿病を発症された。以来四五年間、一日三回のインスリン注射を打ち続け、合併症なく今年めでたく卒寿を迎えられた。一日三回のインスリン注射は、分刻みの多忙な外科教授の活動も、日常生活も何ら損なうものでなかった。(註 リリーインスリン五〇年賞を受賞され九五歳でお亡くなりになった)

四五年の罹病期間をもちインスリン治療を続けて、合併症がまったくない症例は、日本にはまだ稀有である。糖尿病治療に対する中山先生の優れた哲学と人生哲学は『糖尿病とともに九〇歳』(プラネット社)という本になった。

(『日本医事新報』第三九五〇号　二〇〇〇年一月八日)

## 患者さんとの共感から生まれた
## 糖尿病妊婦の臨床と研究

妊娠は女性のみに与えられた大事業である。

古代ギリシャの医神アスクレピオスが、瀕死の母親コロニスから取り出されたことは有名な神話である。アスクレピオスは、医聖ヒポクラテスが医の誓いを捧げた神様であり、その娘は、女性の医師第一号として有名なヒュギエイアだ。人類の歴史が始まって以来、妊娠は苦難を伴うものである。糖尿病妊婦の歴史は、児は子宮内胎児死亡、母体は肺結核や糖尿病昏睡で死亡するという悲惨なものであった。インスリンの発見以前、米国のジョスリンクリニックでは一〇症例の分娩に成功していたにすぎない。

一九二一年、インスリンの発見によって不可能が可能になった。糖尿病をもっていても妊娠ができるようになったのである。一九二〇年にはホワイト先生がジョスリン・妊娠クリニックを開設したが、先生は「糖尿病妊婦の自然経過は破滅である」との有名な言葉を残している。ヨーロッパでは、一九二二年以来現在まで、ケトアシドーシスの予防が可能になった時代(一九二二~一九四〇年)、子宮内胎児死亡の対策と早期分娩終了が行われるようになった時代(一九四一~一九六〇年)、糖尿病妊婦の管理が行われるようになった時代(一九六一~一九七五年)、血糖正常化をめざした時代(一九七六年~)の四つに分けている。

日本での糖尿病妊婦の歴史は、一九三二(昭和七)年に第一例が報告され、一九三七(昭和一二)年には坂口康蔵先生が臨床講義を行っている。昭和三〇年代に入って少しずつ増えてきたが、東京女子医科大学では昭和三九年、女子医大創立以来六四年目にして、初めて第一例を経験した。ヨーロッパのペダーセン先生は三五〇〇例を超える症例の経験がある。

私は自身の思いがけない死産という悲しい体験と、死産によって初めて糖尿病と診断された症例を二例続けて受持ったことがきっかけとなって、中山光重先生のご指導を受け、「糖尿病でも妊娠ができる」ことをめざして糖尿病と妊娠を自分の一生の仕事にしようと考えた。

一九六四（昭和三九）年の第一例以来、私が退任するまで、四九四症例、六三一分娩、六四〇児を治療管理した。欧米では多くの糖尿病妊婦は1型であるが、女子医大の症例では、1型は32％であった。大部分が2型糖尿病妊婦である。

糖尿病と妊娠の関連では、胎児発育のため糖代謝と脂質代謝が亢進し、空腹時血糖低下、インスリンやＩＧＦの増加、飢餓状態、ケトーシス傾向がみられる。胎盤の完成によってインスリン抵抗性が増大し、網膜症の増悪因子の亢進も起こる。

糖尿病センターの症例を治療しながら、一方では日本の糖尿病妊婦分娩症例の実態調査を一九七一（昭和四六）年以来五年毎に行ってきた。当初五年間で三七七例にすぎなかったものが、一九九一～九五年では一六四六例とちょうど五倍に増加している。

糖尿病妊婦で、周産期死亡率は当初10％もあったが、最近は2.2％に低下している。しかし、児の奇形は、当初から最近まで約5～6％とあまり低下していない。その理由としては、妊娠してから糖尿病と診断されたり、コントロールを開始する例が多いためだ。したがって、妊娠を希望する場合には、コントロールを良好に保ち、網膜症や腎症のチェックを受け、妊娠を許可されてから受胎する「計画妊娠」が大切なのだ。計画妊娠の実態をみると、1型では80％程度だが、2型では低く40％程度にすぎない。これまで随分計画妊娠についてのキャンペーンを行ってきたが、なかなか普及しないのは残念である。

女子医大糖尿病センターでの児の奇形の頻度の年代別の推移をみると、1型は近年確実に低下しているが、2型では、必ずしも低下していない。その理由は、妊娠してから紹介される例が多いからである。網膜症についても日本では2型が多いので、症状なく糖尿病が悪化するケースや、妊娠して初めて糖尿病と診断されるケースも少なくない。視力低下によって初めて受診し、分娩後失明してしまった悲しいケースも経験した。一方、光凝固や硝子体手術を行ったのちに計画妊娠を行い、元気な赤ちゃんを産み、網膜症が進行しなかった症例も多く経験している。

糖尿病の妊婦の治療は、妊娠前管理とチーム医療による血糖正常化、合併症のチェックが重要だ。

ここで研究についても述べると、妊娠経過中のインスリン分泌の亢進はインスリン抵抗性によるものであるが、小坂先生のご指導で私は日本でインスリンが測定できるようになって、かなり早い時期にこのことを明らかにできた。ＮＯＤマウスでは、母体の高血糖と胎児の心奇形との関係が明らかになった。ヒト胎盤におけるインスリン受容体の研究も行い、妊娠経過中、インスリン結合が増大することも明らかになった。これらの研究はすべて医局員の皆さまのご協力で完成したものばかりである。

最後に臨床の分野で、最近とくに注意を払わなければならない問題がある。それはGDM（妊娠糖尿病）と糖尿病妊婦とは分けて考えるべきだということである。糖尿病合併妊婦の特徴として、インスリン必要量の増加、ケトアシドーシスを起こしやすい、コントロールが不良の場合、母児共に合併症が多くみられる、などがある。一方、GDMでは巨大児分娩が多く、後年DMに進展しやすいなどの特徴がある。

三〇歳未満に診断された糖尿病患者の病型の分類では、一〇歳未満はほぼ100％1型だが、一〇歳を超えると2型がみられるようになり、一五歳で1型と2型がほぼ等しくなる。日本では診断されずに見逃されている若年発症2型糖尿病が増えており、妊娠して始めて糖尿病があることを発見されるので、妊娠の分野では大きな問題となっている。

（二〇〇一年四月）

## 神そのものの縄文杉から得たもの

死の準備教育（Death Education）と言う言葉がある。斉藤武チャプレン夫人の若林一美さんがこの道の大家で、彼女から教えられた学問である。いい死を招くことは良く生きることだという。死への準備として、死ぬまでに見ておきたいものの一つに縄文杉があった。二〇〇〇年生き続けてなお妖艶に花を咲かし続けられる桜には常に、私は畏敬の念を持っているが、縄文杉の樹齢は約七二〇〇年と聞いて、いつか機会があったら是非見たいし、出来ることなら夫とともに共通の感動を持ちたいと思っていたのである。お互いに仕事があり、私達夫婦は常日頃ろくに対話もないからである。

平成一三年四月の半ばだったろうか。夫が五月の連休後に「宮の浦岳、屋久杉ランド、縄文杉ツアー」があるのでそれに参加すると言う。私は九州一高い一九三五ｍの「宮の浦岳」に登る自信はないし、外来も休診にするわけにいかないので、縄文杉だけ参加させていただくことにした。金曜日の午後の外来を終えて鹿児島行きの最終便に乗り空港ホテルで一泊。翌朝一番の飛行機で屋久島に飛び、ツアーのご一行様と合流した。平坦な種子島と対照的に円形の屋久島は海から急峻な山々がそそり立っている。モッチョム岳を見晴るかす屋久島温泉ホテルを朝四時三〇分にバスで出発。六時、荒川登山口でバスを降り、おにぎりの朝食を摂って戦後木材の運搬に寄与したという古いトロッコ道を黙々と歩くこと二時間半。その道はトロッコの枕木の間隔と自分の歩幅が違うので、実に歩きにくい。美しい「さくらつつじ」や、白い花をつけた「灰の木」に惹かれて脇見をすると、枕木に躓いて何度でもつんのめる。平坦な道を歩くにも精神統一が必要だ。

トロッコ道が、きれいな清水の奔流する峡谷と出会う地点で、突如、道は急峻な山道となった。ツアーの人達は、私の主人も含めて皆登山のベテランばかりなのである。一日二〇〇〇歩も歩いていないど素人が訓練もせずに登れるような山道ではないのに、私は見たい一心で縄文杉までの一時間半を死に物狂いで登った。推定樹齢三〇〇〇年のウィルソン株、大王杉の偉容もさることながら、七二〇〇年を生きている縄文杉は神そのものの姿であった。自然に頭が下がってお辞儀をしてしまう。

天国への鍵を授かったような気分にもなったが、三週間、膝と脹ら脛の痛みに悩まされ、その後はびっこを引かなければ歩けない程の、関節嚢の炎症による痛みと水腫に悩まされ続け、八ヵ月後もなお、大きな装具を装着させられていた。これも人の痛みを知れという神の思し召しのような気がしているが、本物の偉容と魅力、医療における「優しさ」の大切さなど、縄文杉から教えられたものは、恩師の教えにも似たりである。

（二〇〇二年四月）

## 患者学

私が東京女子医科大学の学会幹事を仰せつかった時、大学創始者の吉岡彌生先生を顕彰し学会を活性化しようということを提案し、「吉岡彌生記念講演会」がつくられたことは、東京女子医科大学百年史資料編に書いてあるので、皆様知ってくださっていると思う。

第一回の吉岡彌生記念講演会は一九八五（昭和六〇）年五月二一日に開催され、講師は作家の澤地久枝氏であった。女性の代表的キャリアウーマンであるばかりでなく、人の心を引きつける講演が抜群に巧みな上に、ご自身が僧帽弁交連切開術を二回も受けていて、女子医大と深い関わりを持っていることから選ばれたのである。

「いのちの重さ」と題するその講演は、病める人の心の動き、医療従事者のあるべき姿に加えて、患者さんが診察を受ける時の心得にまで言及し、臨床講堂を立錐の余地無く埋め尽くした聴衆に多大な感銘を与えた。同門の先生方の中にも聴講された方が多数おられると思う。この時、澤地氏は、患者学という言葉を使って医師その他医療関係者が患者さんの立場に立って医療を見直す必要があることを特に力説された。

患者学という聞き慣れない言葉は、教科書には載っていない。弁膜症を持つご自身の体験をもとにご自分で作られたものであるが、これは医聖ヒポクラテスの誓いにも通じる医の原点であるといえる。

まだ一般に医療問題がマスコミに取り上げられることの少なかった昭和六〇年代に、患者さんの立場からの医療に対するこのような発言は、実に斬新で、かつ鋭い気迫に満ちたものであった。信じられないような医療事故が多数報じられている昨今、もう一度、澤地久枝氏にお願いして「いのちの重さ」に関し、新しい視点から最近の医療問題を分析した講演を聞いてみたい気がしている。

私自身も縄文杉を見に行って膝を痛め、今、患者として医療を受けていた身である。患者の立場に立ってみると、やはり患者は病んでいて弱く、悲しいものである。当たり前のことではあるが、医療者のやさしさと、痒いところにも手の届く、熟練した医療が何よりも嬉しい。また患者の側から医療を眺めると、いろいろのことがよく見えるものである。私も長年、患者さんからしっかり見られ、評価されていたかと思うと、いまさらながら「ああ恥ずかしい」と思っている。

この正月、もと朝日新聞論説委員の大熊由紀子さんから年賀状をいただいた。「一を聞いて十を知れというが、記者たるもの一を聞いて十を書いてはいけない。一を書くには十を聞けと若いときに教えられました」と書かれていた。アナムネーゼが粗末になっている今日、医療界にも通用するこの素晴らしい極意を新年早々に教えられ、良い年明けであった。

外から見ると、女子医大にはコ・メディカルの方を含め本物の良き医療従事者がたくさんいるように思う。益々のご発展をお祈りしている。

（二〇〇二年四月）

# 巨樹に思う

私は大きな木が好きである。雑誌や新聞で巨樹が紹介されると、恋人に会うような気持ちでどうしても会いたくなり、その風雪に耐えた木肌に触れて英気をもらいたくなる。巨樹が好きだというと、良くしたもので友人や知り合いが情報を寄せてもくれる。前項で書いたように、七二〇〇年生き続けているという縄文杉を何がなんでもこの目で見たいと思って、山の急斜面を息も絶え絶えによじ登り、難行苦行の末、神そのものの姿をした縄文杉を拝むことが出来た。

翌年は世界一の規模を誇り、世界遺産に登録されたというブナの林とブナの巨樹に会いたくて、体育の日の連休を利用して青森に飛んだ。同行の連れあいは、白神岳の頂上や駒ヶ岳に登ったが、前年と同じ轍は踏みたくないので、私は山へは登らず一人で錦秋の湿原と静寂をたたえた山間の十二湖散策を楽しんだ。十二湖周辺のブナ林を通り抜けると、マザーツリーと呼ばれるブナの巨樹に巡り会うことが出来る。

ブナの木は、桂や栃と共生して大きな森を形成する特性があるそうで、鬱蒼と茂りながら実に明るい。黄色い秋色がその明るさを一層静かな美しいものにしている。マザーツリーは天を沖して大きく枝を広げ、四〇〇年の風雪に耐えた苦しみの跡は一部も見せず、威風堂々、美形の貫禄で存在感を示していた。「最高のレベルを極めるプロは、努力しているというのは禁句である」と、もと横綱貴之花が、その極意を語っていたが、マザーツリーもまさに横綱そのものの風格であった。直接木肌に触れて英気をたっぷりいただいた。

この素晴らしい美しいブナの森を世界遺産に導くきっかけを作ったのは、山を愛する「またぎ」であったと聞いて巨樹に会えた喜び以上に感動させられた。「またぎ」というのは東北弁で狩人のことである。森の木を伐採し川の流れを変えて大きな水力発電用のダムを作るという国の施政に、一介の狩人が立ち向かうために、どれほどの屈辱と、苦難と、抵抗と、忍耐と、時間を必要としたことであろうか。大きな圧力に抗い世界遺産にまで漕ぎ着けた力は、どれほど強い意志と愛情と行動力であったか測り知れない。

今、東北の深い山あいのブナの森は、沢山の観光客に春夏秋冬その美しさと、生きる意義と、感動を休むことなく与え続けている。

ブナの森とブナの巨樹にまつわる不屈の精神を学んで東京に帰ってすぐ後、巨樹に匹敵する偉人にお会いする機会があってまた感動させられた。
その巨人の名はベアテ・シロタ・ゴードンさん。彼女は戦後作られた日本国憲法の人権条項作成に関わり、二四条に「婚姻は両性の合意に基づいて成立する……」の男女平等論を強く主張してくれた人で、当時わずか二二歳のアメリカ女性であった。憲法草案作成の極秘が解かれた今日、ゴードンさんは信念と知恵と勇気を持って、一九四七（昭和二二）年日本女性のために保守的な日米男性達を相手に闘ったことを、今明らかにしている。巨樹と同じ英気を偉大な女性の巨人からいただいている。

（二〇〇三年四月）

## チョウセンシオンのこと

平成一五年度の同門会の際、その学年ではトップクラスにいて、医局に入ってては小坂樹徳先生をして、「緻密で誠実で、医師として立派ですねえ」と賛嘆させたお方が「へえー、先生、縄文杉まで登られたのですか」と言うので「同門会誌に書いてあるけれど」と答えたら、「同門会誌を読んだことが無い」というので「それでは杉山寧氏の表紙画は知っているかしら、あれは文化勲章受章者の画だし、糖尿病学のルーツでその価値は計り知れないんだけど……」といったら「知りません」という反応に些かうんざりしてしまった。

「チョウセンシオンのこと」はすでに『日本医事新報』四一五九号の炉辺閑話に掲載されたものであるが、これも誰の目にも触れていないような気がするので、ここに再録させていただくことにした。

鳥が種を運んできたのであろう。わが家の小さい庭に、雑草とは思えない見たこともない草が生育し、八月初めに美しい花をつけた。真ん中の中心花は黄色で、花びらと呼ばれている周りの舌状花は濃い紫色、花の形は菊の花に似ていてその形と色の美しさは得も言えない。

この花の名前を巡って、小学生の孫達二人も加わり、家中で植物図鑑や花の本をいろいろ調べ、「紺菊ではないか」「いや、それは葉っぱが違う」「ユウガギクによく似ているが、花びらの配列も葉も違う」など暑い夏の日曜日に大騒ぎになった。

立松和平の『ふるさと紀行花』（河出書房新社）に出ているシオン（紫苑）の描写が誠にこの花を言い得ているように思えた。「花色は黄色、周囲は淡紫で、この配色の妙が平安朝の女性たちに愛されてきた。……みやびな美しさがある。『枕草子』にも『源氏物語』にも描かれ、衣の模様にもよく使われてきた。……花ばかり見ていると、貴い色香に魂が吸い取られそうになる」と。

高貴な感じは似ているが茎が二メートルにも伸びる点が断然異なる。ヒゴシオンも似ているが、花が大きくうちの草花より背が高すぎる。

ついに友人で、植物に造詣が深い著述家の甘糟幸子さんに相談して、その花の写真を送ったが、ど素人の写真から鑑別することは難しいらしく、押し花にして送ってくださいと言ってきた。三〇センチメートル程の一本しかない茎を切るに忍びず、美しい頭花を付けた一枝を惜しみながら切って鎌倉に送った。

八月末、パリで行われた第一八回国際糖尿病連合学会とスペインの第二回国際糖尿病・妊娠学会、続いて行われた糖尿病と妊娠に関する国際卒後教育大会で任務を果たし帰国してみると、早速彼女から嬉しい解答が寄せられていた。「例の花、花好きな友人と鳩首を集めて考えましたがわからず、専門家に尋ねてやっと判明。病院に届いたので、そのままとりあえず同封いたします。」という文面の手紙に添えて植物学者・森弦一氏の「チョウセンシオン」と診断するに至った考察と、最近このような帰化植物が増えているとのコメント、さらに北隆館刊『日本帰化植物図鑑』のコピーまで入っていた。胆管結石を患って入院中にもかかわらず彼女の行なった努力と、専門家の学問の深さに心から敬服している。

（二〇〇四年四月）

## 『解体新書』に学ぶ

東京女子医大に在職していたとき、吉岡博光理事長が新年の御挨拶で、「年を取れば取るほど一年経つのが早くなるが、それは一年を年齢分の一年として感じるようになるからであると誰かが申していた」というようなことを述べられたが、誠に同感である。その加速度的早さで彼岸の国への旅立ちもカウントダウンされていると思うと、一日一日が至宝の時のように感じられて、じっとしてはいられない気分の今日この頃である。

なにやら常に「貧乏暇なし」の日常であるが、二〇〇四年は特に三つの国際学会に招聘されて気の休まる暇がなかった。

一つは、三月イタリアのアッシジで開かれた「The Third International Symposium on Diabetes and Pregnancy」である。妊娠糖尿病の定義に関して日本は若年発症糖尿病といえども2型糖尿病が主流を占める国であるから、アメリカという1型糖尿病の国が作った定義をそのまま鵜呑みにして用いることはおかしいのではないか、2型糖尿病は症状がないので妊娠まで糖尿病が放置されていて、妊娠の時初めて糖尿病を発見されることが多いので、糖尿病と軽い糖代謝異常とは区別すべきである、といくら日本で叫んでも、なかなか同志を募ることが難しいので、アメリカのJovanovicと共同で研究発表を行った。

2型糖尿病は症状がないので、積極的に糖尿病の検出を行わなければ、妊娠まで病気を見逃されてしまう症例が多い、2型糖尿病の国で、妊娠時に発見された糖尿病をすべて妊娠糖尿病と呼ぶと、腎症や増殖網膜症をもった症例まで含まれるので、妊娠時に発見した糖代謝異常は、糖尿病と軽い糖代謝異常を区別して取り扱うべきであるというのが私の主張である。最近アメリカでもアフリカやアジアからの移民が多いので、若い女性に見逃された糖尿病と妊娠が問題になっている。そのためこの国際シンポジウムでこの事を主題に十分主張し発表してきた。

日本は若年発症糖尿病といえども2型糖尿病が多いが、リーダーシップをとる先生の中にはアメリカ一辺倒であったり、妊婦さんを一度も診たことも無い方が最高の指揮官であったりすることが、わが国の学会の問題点ではないかと考えている。

六月には、中国全土の医師を対象にした糖尿病のシンポジウムが北京で開催され、講師として招聘された。「糖尿病と妊娠」の問題点のうち、将来妊娠をしなければならない若い女性における、未知の糖尿病を検出する必要性、2型糖尿病の多い国では思春期、青年期でも糖尿病検診の必要性を説いて、中国にも「糖尿病と妊娠」のエキスパート養成の重要性を力説して来た。

七月には第二八回国際女医会議が日本女医会の主催で、二八年振りに新宿京王プラザホテルにおいて開催された。開会式の特別講演は緒方貞子氏による「人間の安全保障と保健医療」であった。それに続いて、私は初日のPlenary Lectureを担当した。「Recent Issues in Diabetes Mellitus concerning Women」の演題のもとに、糖尿病は決して近代文明病ではないが、最近とみに増加して止まないこと、世界の糖尿病の問題点、人種差などについて述べ、若い女性の糖尿病で大切な点は妊娠で、いかに見逃されている糖尿病を減らす努力をすべきであるかを講演した。三〇分の時間は少なかったが、一世一代の自分の名誉であり、また東京女子医大糖尿病センターの名誉だと思って一生懸命努めた。この時、佐藤一斉の「学は一生の大事」と題する例の「少にして学べば、則ち壮にして為すことあり、壮にして学べば老いて衰えず、老いて学べば死して朽ず」を緒言で話したら、世界の医師達に感動をもって受け入れられたようであった。

## 私の日常周辺

最近、日曜日は出来る限り家にいて主婦をしている。特に庭掃除は全部自分でやっている。大学に勤務している時は、したくても出来なかったことであり今は楽しんでいる。住まいが新宿区であるが、小さな庭に小鳥が種を運んで来るらしく、思いがけない花が咲いて驚かされることが多い。昨年は紫色の高貴な花が突如として咲き、友人から帰化植物のチョウセンシオンだと教えられた。

今年も二種、自然発生的に名を知らない花が咲いた。いつもの友人に鑑定していただいたら「ひよどりばな」と「へくそかずら」であることが解った。ヒヨドリが鳴く頃に咲くのでそう命名されたというのは納得であるが、「へくそかずら」とは何という可哀相な名前が付けられたことであろうか。幾つかの花の本や植物図鑑を繙いても、葉っぱを揉《も》んで匂いをかぐと名の由来が解るようなひどい匂いがすると書かれている。うちの「へくそかずら」はあまり匂わないし、実に可愛らしい花が咲く。宇都宮貞子氏は『夏の草木』（新潮文庫）

の中に「へくそかずらの花は小さい西洋人形だ」と書いている。白い小さな釣り鐘状の花の真ん中は真っ赤で、花の周りはフレヤーで飾られているようにきれいだ。次から次へと咲く可憐な花に魅せられて、とても引っこ抜く気にはならない。

花と名がそぐわないので、いろいろ読んでいるうちに、もっとひどい名前の花があることを知った。「ままこのしりぬぐい」という。これもお菓子のように可愛い花であるが、赤い茎にバラと反対の方向に痛い刺がある。何という残酷な名であることか。戦争未亡人になった姉が再婚する時、先方様に一子があり、婚礼前に母が「継子いじめと噂されないように、大事に、大事に育ててあげにゃーいかんぜよ」と諭しているのを聞いて子供心に感動したことを覚えている。植物図鑑には命名者の名前は記されていないが、これらのひどい名前は、私の尊敬して止まない牧野富太郎先生が付けたのでないことを祈念している。

### 先達、古人より学ぶ

二〇〇四（平成一六）年一二月のある日、大学時代の旧い友人から伊能忠敬の日本図展をやっているので是非見るようにと勧められた。一二月二三日、今日が最後という日にやっと間に合って、江戸時代に伊能忠敬が歩いて作ったという日本地図を見学する機会を得た。実に簡単な測量器機を用いて作られたその地図は、現在、航空写真をもとに作られた日本地図と殆ど変わらない正確さであるというその労作に頭が下った。

地図作製成功の原動力になったものとして、伊能忠敬の
1．測量隊長としてのリーダーシップ
2．測量をする地域の人々との融和と交流の才能
3．測量資金を得るための幕府上部への交渉力
が挙げられていて、実に感無量であった。

そして、この時ふっと私の脳裏をかすめたものは、ほぼ時を同じくして出版された『解体新書』のことであった。

日本の医学史上革新的な出来事であるこの『ターヘル・アナトミア』の翻訳は、杉田玄白がなし得たこととして有名であるが、実は杉田玄白は翻訳出来るほどオランダ語には精通しておらず、杉田玄白の新しい学問に対する情熱と、前野良沢のオランダ語に対する学識が合致して歴史を変える偉業が為し遂げられたのである。

私は何も知らない非常識人間であるので、長いこと日本で初めて腑分けをし、『ターヘル・アナトミア』を訳したのは杉田玄白だとばかり思っていた。誤認や思い込みの間違いは、冷や汗ものであるが、杉田玄白と前野良沢の出会いと、二人の感動的な活動の詳細は、吉

村昭『冬の鷹』に書かれている。

大学にいるときは、朝から晩まで教育・研究・臨床で頭がいっぱいであり、この種の本はなかなか読めなかったが、今は電車の中で読んで学ばせていただいている。

今、チーム医療、チームワークという言葉がよく使われているが、優れた業績は古来より常に素晴らしいチームワークの賜であったように思われる。

（二〇〇五年四月）

## 多くの患者さんを失明から救い、偉大だった福田雅俊先生

福田雅俊先生に最後にお目に掛かったのは二〇〇三（平成一五）年七月五日、土曜日の夜、センチュリーハイアットホテルで先生の叙勲記念祝賀会が行われた時であった。ご病気をなさった後で少しお疲れかなと思える状態ではあったが、和服姿の美しい奥様ととっても嬉しそうで幸せそうなご様子であったのに、もう何もお話することが出来ないし、あの溜飲の下がる正論を聞くことも出来なくなったと思うと、悲しみがこみ上げてくる。

福田雅俊先生は一九七五（昭和五〇）年一〇月、平田幸正先生が糖尿病センター眼科部門の客員教授として御招聘された方である。平田先生は糖尿病センターの形を作られるとき、合併症治療に力を注がれ、眼科部門、神経障害部門、腎症部門、小児ヤング部門、妊娠部門を整備してそのトップはそれぞれ教授にするという構想をもっておられた。一番先に福田雅俊先生を糖尿病眼科部門の教授にお迎えしたいと病院に申請を出したが、妙な理由で許可されず週二回の非常勤の形になってしまったことを、平田幸正先生はとても残念がっておられた。

非常勤でも福田先生は糖尿病網膜症の患者さんを毎回、誠心誠意、熱心に診療され、当時まだ一般的でなかった光凝固療法や硝子体摘出術をルーティンにこなしておられた。糖尿病網膜症に関して押しも押されもせぬ日本一の、私たちの誇る先生であった。

当時、先生はいち早く妊娠が糖尿病網膜症に及ぼす影響にも興味を持ってくださり、目を輝かして相談に乗ってくださったり、教えていただいたり、手に入らない文献を貸してくださったり、とてもお世話になった。A.Urrets-Zavaliaが書いた『Diabetic retinopathy』という単行本の中に「Diabetic Retinopathy and Pregnancy」と題する一章があって読みたかったが身近に本がない。一九七七（昭和五二）年、この本を持っているのは福田雅俊先生だけであることが解り目白台の東大分院まで借りに伺った。「学究の徒を同志に得て僕はとても幸せだ」といったことをおっしゃってお貸しくださった時の嬉しそうなお顔は今でもはっきり覚えている。

爾来、糖尿病妊婦の網膜症診療には特別の力を投人してくださり、昭和五〇年代、すでにチームワークを私達は推進することが出来た。一〇歳で発症した二〇歳の1型糖尿病患者さんが失明寸前で紹介されて来院し、福田先生が光凝固と硝子体摘出術を精力的に行い、結婚して二人のお子さんを持つことが出来た。患者さんは福田先生さままで先生のことを神様のように崇拝していた。その親御さんは「子供は二〇歳以上生き延びることは出来ないと言われていたので、孫が見られるなど考えたこともありませんでした」と二〇年以上経った今でも、毎年富山から美味しいお米が送られてくる。私まで福田先生の余徳をいただいているわけである。

琉球大学をご定年の時は、那覇までご招待いただき、実に細かいお心配りの中で、多くの眼科学会の先生方とお知り合いになれたことは、私の人生の宝の一つになっている。

東大分院からならともかくとして、毎週沖縄から東京女子医大まで、診療にみえることは、並大抵の努力で出来るものではない。患者さんへの熱愛、学問の進歩に対する情熱がなければなし得ない行為であると今更ながら、胸の熱くなる思いである。
そんな先生を私は一回だけ怒らせてしまった。糖尿病センターの同門会誌に、糖尿病センターに糖尿病眼科部門を創設したのは福田であると一言も書いてないと、大層ご立腹になられた。眼科部門は小坂内科時代にもう存在していたし、福田先生は余りにも有名でいらしたから書く必要を見失ってしまったと弁解してますますお叱りを受けてしまった。彼岸の国でお会いしたらまた叱られるかもしれないが、ともかく超一流の偉大な教授であった。

（二〇〇六年四月）

# ケープタウンへの旅

二〇〇六（平成一八）年七月の同門会の挨拶で私は、遠藤周作著『深い河』の中に出てくる女神チャームンダーの話をした。なぜチャームンダーか、それは遠藤周作が糖尿病を煩い、医療に関心を寄せていることを聞いていたので。彼の作品をいろいろ読み漁り、最後の大作といわれる『深い河』を読んで大層感動したので、この感動を糖尿病センターの方々とも分ちあいたいと思ったからである。

『深い河』のテーマとなっている「愛」の象徴が女神チャームンダーである。「長いあいだ人々が苦しんできた病気のすべてにチャームンダーはかかり、さらにコブラやサソリの毒にも耐えている。それなのにこの女神は喘ぎながら、萎びた乳房で乳を人間に与えているのである」(「母なる神をもとめて—遠藤周作の世界展」より引用)私達は医療従事者であるので、ひとりひとりが少なくとも、愛の心を持ち、このチャームンダーの心は知っておくべきだと思っている。

同じ遠藤周作の『万華鏡』という本の中に(朝日文芸文庫102頁)次のようなことが書かれていた。

「シュタイナーという思想家がこう言っている。人間は、青年時代は肉体で世界をとらえ、壮年の時は心と知で世界をとらえるが、老年になると、魂で世界をつかまえようとする」と。どの病院にも、青年も、壮年も、老年もいるので、特に糖尿病治療では、医療関係者各々が持つ力を結集すれば、何処にも負けない研究、医療が出来るのではないかと考えられる。力を合わせ団結し、結束して事に当たることを切望している。

この年の一一月、一二月は私にとって実に多事多難な時期であった。五〇年近く一緒に住んだ姑が百二歳を目前にして突然不帰の人となった。日本糖尿病・妊娠学会を控え、さらにケープタウンで国際糖尿病連合会議（ＩＤＦ）が行われようとしていた。キャンセルは出来ない取り決めになっているし、膝が変形性関節炎になって痛みのために歩けない状態になってしまっている。

しかし、国際糖尿病連合と国連が協力して世界の糖尿病を良くするプロジェクトの委員に私と内潟安子先生は日本からたった二人だけが選ばれているので、出席しないわけにはいかない。母の葬式が終ってすぐ、膝の痛みをこらえて、歯を食いしばってケープタウンに行った。

世界の糖尿病学の進歩とともに、ケープタウンで学んだことはネルソン・マンデラ氏の偉大さであった。彼は政治犯として二七年間獄中生活をしながら、釈放されたとき、人を恨まず、共存共栄の姿勢で白人と手を結び、国を発展の方向に導いたのである。指導者としての高い知性、人格、誠実さは、彼の前にひれ伏したいような感動を与えられ、膝の痛みなど、どこかへ飛んでいってしまったような気さえしたものである。しかし、痛いことには変わりないので帰国後すぐ井上和彦教授に手術をしていただき、二泊三日の入院で大方完治した。先進医療のすばらしさは度肝を抜かれるような気さえしている。
帰国時、一時間半、日本と反対方向に飛べばジンバブエに到着し、世界一のヴィクトリア滝を見ることが出来ると聞いて、杖を引きずって立ち寄った。一・七キロメートルに及ぶ轟々たる世界一の滝は筆舌に尽くすことの出来ない感動であった。膝の痛みをこらえ、無理を押してケープタウンに行ったのは国連の活動委員としての使命感であったが、神様から何倍もの思いがけない「感動」というプレゼントをいただいた気がしている。

（二〇〇七年四月）

## リーダーシップと良きチームワークは成功の鍵

二〇〇七（平成一九）年は国の内外を問わず問題の多い年であったが、私個人にとっても実に多忙でかつ悲しさ極まりない幾つもの出来事で締めくくられた年であった。外国に五回、足を運ばざるを得ない活動があり、うち四回は英語の招聘講演で、その上、四五〇ページに及ぶハーゲドンの伝記を翻訳完成しなければならない仕事があった。年末には、これでもか、これでもかと止めを刺されるようなショックな出来事が起きたが、年だけは無事に越すことが出来、今日に至っている。

前年一二月、国際糖尿病連合（ＩＤＦ）の要請を受けて国連（ＵＮ）が世界の糖尿病を良くしよう、減少させようと団結、決議したことはもう余りにも有名になっているが、そのプロジェクトの一つ「糖尿病と妊娠」の中で私はワーキングメンバーの一人に選ばれた。そのため二〇〇七（平成一九）年二月二八日、ニューヨークの国連本部において「母児を糖尿病から守ろう」という主旨のスピーチを行った。日本の糖尿病妊婦の多くが2型糖尿病であること、２型糖尿病は老若男女を問わず検診を受けない限り、症状がないので長いこと見逃され、放置されている日本の実情と経験を踏まえて、妊娠可能な年代の人々を対象とした検診の重要性を強調させていただいた。

ニューヨークには四八時間しか滞在しなかったが、講演の前後の空き時間を利用してメトロポリタン博物館を隈無く見、キャンセル待ちして、あの歴史あるニューヨークフィルの切符を手にいれ、Kurt Masur 指揮の名演奏（メンデルスゾーンの Hebrides 序曲、シベリウスのバイオリン協奏曲、チャイコフスキーの悲愴交響曲）を聴くことが出来た。居眠り一つせず時差を寸分も感じることなく、頭頂から足の先まで充足感に満ち満ちて帰国した。

翌月三月二八日はトルコ、イスタンブールで開催された「第四回糖尿病と妊娠に関する国際シンポジウム」に呼ばれて、世界の糖尿病のセッションで「日本に於ける糖尿病と妊娠の現状」と題してスピーチを行った。２型糖尿病が主流を占める国では、妊娠糖尿病の定義をアメリカと同じにすると、臨床の上でも研究の上でも大変不都合なことが起こるので普遍的な定義の必要性を主張してきた。

六月にはシカゴで開催されたアメリカ糖尿病学会（ＡＤＡ）に参加した。それは国際糖尿病・妊娠学会（IADPSG）の幹事会が併行して開催されるからと、自己研修のためである。九月にはヨーロッパ糖尿病学会の分科会である糖尿病と妊娠に関する研究会がスペインのIbyza島で行われた。この会は会員制であるし、私は日本人で只一人の会員であるため欠席することは出来ない。発表も義務である。今年は日本で開発されたグリコアルブミン（ＧＡ）の糖尿病妊婦管理における有用性について発表した。会長さんはIbyza島でこの種の会を催すことを大層誇りに思っている風情であったが、このようなリゾート地は私の趣味に合わない。

一年も前から依頼を受けていたので、Ibyza島から帰国して翌日、中国北京で行われる卒後教育大会の講義のため北京に渡った。パワーポイントを間違わないように注意に注意を重ねて持っていき無事講義を終えた。中国では講義料はくださらない代わりに、おもてなしとしてどこかへ連れていってくださる習慣がある。今年はChendeとChenduを誰がどう間違えたか知らないがChendu(成都)へ連れていってくださり三千年前の史跡を沢山見せていただいた。

その間にトルステン・デッカート著『ハーゲドン 情熱の生涯―理想のインスリンを求めて』の翻訳を完了し出版に漕ぎ着けた。なぜこの本が書かれ、なぜこの本が翻訳されたかは「はじめに」と「おわりに」に縷々と書いてある。本書は糖尿病学の歴史の一ページを飾るに相応しい書物だと思っているが、読んでくださった方は、非常に少ないように思う。私達が翻訳料も印税もいただかないことを条件に、本書を出版したのは、医師も患者さんも含めて糖尿病学に貢献したいからに他ならない意図であるから、ぜひ読んでいただきたいと祈念している。

一一月には二三回日本糖尿病・妊娠学会に出席し、末原則幸会長の御好意で人間国宝、吉田玉男追善公演を観る機会に恵まれた。今から二三年前、私達は同志が集まって「糖尿病と妊娠に関する研究会」を結成した。内科、産科、小児科の各医師、コメディカルの人達と、より緊密な連携活動をしようと、研究会を学会に変革したのが四年前であった。

平成一九年度は一一月二三日、二四日の両日大阪において開催されたのである。

チームワークにはコンダクターが必要である。文楽においては主遣いがその役割を果たしている。コンダクターのリーダーシップが良ければチームワークは抜群になるが、チームワークの一人ひとりが力量を発揮することもまた大切なことである。

（二〇〇八年四月）

## 師に導かれ、先輩に学び、後輩に教えられる

ある日の朝日新聞「天声人語」欄に「アンチ・エイジング」と「ウィズ・エイジング（老いとともに）」の話が出ていて、「アンチと尖らぬ『ウィズ・エイジング』の穏やかさは、深まり行く人生への敬意も呼びさます。高齢社会の厳しい現実の中でこそ、広まってほしい言葉である」と書かれていて勇気をもらっていた。

年を気にせずありのままに生きようと決めていたので、喜寿のことも金婚式のことも、誰にも話さなかったのに、二〇〇九（平成二一）年七月一一日、第一九回同門会の席上で、小坂樹徳先生の米寿とともに祝福していただき、大きな花束を贈与されてとても嬉しかった。

岩本同門会会長からは個人的にも祝っていただいたので、主人と二人で初夏の能登一周の旅を楽しませていただいた。ここに改めて同門会の皆様に厚く御礼申し上げます。

全く思いがけない「お祝い」を賜り、それが大きな原動力となって二〇〇九年は、西に東に誠に多忙な一年であった。

## 各地で活躍する後輩達の姿

大阪で行われた第五二回日本糖尿病学会は新型インフルエンザのため、参加者が日頃の半分にも満たなくて、そのかわりいろいろの人に会うことが容易であり、気安く勉強会の講師に招かれるきっかけにもなった。

二〇〇九年一〇月、徳島大学医学部に変わられ糖尿病対策センターに勤めておられる片岡菜奈子先生達が医師会と共同して行った市民講座に呼ばれ、「糖尿病と妊娠」の話をさせていただいた。

一一月には日本糖尿病協会と日本糖尿病財団主催の「糖尿病予防キャンペーン」のために鹿児島に行ったとき、帖佐理子先生（昭和五六年卒）率いる至誠会鹿児島県支部の方々にお会いすることが出来た。一二月には岡山市と倉敷市に招かれて、今では糖尿病専門医の資格までとっている青山雅先生達と一緒に勉強会を開かせていただいた。

片岡、帖佐、青山各先生ほか多くの卒業生達は、それぞれの立場で、それぞれの形で糖尿病を含む地域医療に貢献していて、その姿は感動的で、教えられることが沢山あった。そのとき鹿児島では帖佐理子先生、野元清子先生（昭和六一年卒）とご一緒に一四代沈寿官氏を訪ね国宝に触れた感じであった。

青山雅先生とは長島愛生園を訪ね、ハンセン病に一生を捧げた大先輩小川正子、神谷美恵子、林富美子先生達の愛と苦難と癒しの偉業を深く偲ばせていただいた。

**外国の学会におけるメッセージ**

二〇〇九（平成二一）年三月はイタリア・ソレントで開催された「第五回糖尿病と妊娠に関する国際シンポジウム」に招聘された。日本から学ぶべき症例報告をするようにという要請であったので、女子医大の糖尿病妊婦分娩第一例で、第一回リリーインスリン五〇年賞を受けた患者さんを報告した。長い歴史の中で今まで主治医の誰もが気がつかなかったことであったが、この症例は、実は2型糖尿病でなく、緩徐進行1型糖尿病（ＳＰＩＤＤＭ）であることが判明し、小林哲郎先生のご紹介を含めてＳＰＩＤＤＭのことを発表した。

一〇月にはカナダ・モントリオールで第二〇回国際糖尿病学会（ＩＤＦ）が開催され、そのサテライトシンポジウムに招かれて日本における糖尿病と妊娠に関するガイドラインの実情を報告させられた。とにかく日本では「糖尿病と妊娠」の問題は軽視されがちで、『科学的根拠に基づく糖尿病診療ガイドライン』（南江堂）ですら妊娠の項目に三四個の文献に一個の日本の文献しか載っておらず、2型糖尿病の国でありながら1型の文献しか載せていない欧米崇拝思想の日本における困った実情を報告した。

加えて私が四〇年間行なってきた糖尿病と妊娠に関する論文は一つも載っていない。先輩の業績の積み重ねによって歴史は作られ、己も存在するのではないかと思っている。

しかし、妊娠糖尿病の定義、診断基準が一新され、世界統一化がなされようとしている。妊娠中どの程度の血糖値が母子にリスクを与えるかの命題のもとに、約一五年かけて行われたＨＡＰＯ（Hyperglycemia and Adverse Pregnancy Outcome）の研究成果に基づいている。世界糖尿病妊娠学会が、シカゴで行われていた「妊娠糖尿病に関するワークショップカンファランス」と協力して、何回もの国際会議、数えきれないほどの国際電話討論を経て、二〇〇九年九月に世界統一化を目指して提唱したものである。一〇年かけて私が主張してきたことが認められて、「孤独の戦い」はようやく終わったという感じがしている。二〇一〇年七月、日本は日本産科婦人科学会、日本糖尿病学会、日本糖尿病・妊娠学会が承認して、この新しい妊娠糖尿病の定義・診断基準に変わった。

（二〇一〇年四月）

## 吉岡彌生先生を偲んで──若い人たちへのメッセージ

私は二〇一三年五月二二日（水）の「彌生記念講演会」で「彌生先生を語る」の演者を仰せつかった。就業時間帯であったので、聞いてくださった教授、医局員、職員の方々は、ごくわずかだったと思う。たった一五分の講演であったが、彌生先生関連のたくさんの書物を読み、数知れない調べ事をし、確認を行って用意した。

若いとき、わすか五分か六分の学会発表を一年かけて研究していたので、これもそのようなリサーチに等しいのだと考えながら準備をしたものである。

私にとって彌生先生は、幼少時、物心ついたときから、お名前を知っていて、心から欽仰し憧れていた偉大な女性医師であった。

東京女子医科大学に入学したときは、私たちの学頭先生でもあったので、いろいろなことは知っているつもりでありながら、知らないことが多かった。

一九〇〇年、たった一部屋の東京女医学校から東京女子医科大学に進展するのであるから、喜びの裏にご苦労は付き物であろうが、私は、彌生先生がこれほど多くの苦難を乗り越えてこられた方であったとは露ほども存じ上げなかった。「常に前向きで、怒ったことがなく、ふくよかなお顔にいつも柔和な微笑を絶やしたことがない方である」というのが一般的な定評であるので、先生の伝記や自著を読みこなして、幾度涙したかわからない。

彌生先生の建学の精神を「愛と至誠」であると大切な会合で堂々と述べる教授がいるが、それは誤りで、彌生先生は済生学舎のきびしい女性差別に対抗して、「女性にも高等教育を施し、女性も自立すべきである」という精神のもとに、御年二九歳で東京女医学校を設立したのである。「至誠」は御夫君・吉岡荒太先生がドイツ語「Treue und Ernst」を訳し、ご自分のドイツ語学校の名前に付けていたものである。

いまから一一四年も前から、彌生先生は女性の地位向上のため、また病める人々のために愛と至誠を貫き通したのである。この御恩に報い、先生の理想を発展させる使命を私たちは担っている。

最後に、彌生講堂を満場に埋めてくださった学生の皆様に対して、私は、次のようなメッセージを送らせていただいた。

「いつ結婚したらよいか、いつ子どもを産んだらよいと思うか」という質問をよく受けるので、「このよい時はない。学問し、研究し、患者さんを診る手を休めるときは一刻もないからである。いつでも結婚し、ひとときも休むことなく学び抜き、大海を知ることが大切である。そして、彌生先生のお心に添うべきであろう」と。

この彌生記念講演とは関係ないが、若い人々にお願いしたいことがある。彌生先生がこれだけ努力され、女性の地位向上が叫ばれている現代でも、男性優位社会である。この環境の中で、糖尿病専門医の資格だけを取り、学位を取りたがらないし、留学もしたがらない風潮が日本の大学に満ち満ちていると伺った。

三九年前、私は、大学に奉職するには留学の経験が必須であろうと考え、いろいろな方のご支援、お力添えを得て、カナダのMcGill大学に留学した。すでに助教授になっており、二人の子どももおり、主人は「留学？　行ってもいいが、帰ってこなくてもいいよ」

とまで言ったが、話はどんどん進んで決まってしまった。世界中でまだ研究の少ない胎盤を使って、妊娠各期における胎盤中のインスリン受容体を抽出し、妊娠月数が進行するにつれてインスリンとインスリン受容体との結合率が増加していくことを発見した。

三九年後の二〇一三年の夏、留学先のカナダ・モントリオールにあるアカデミー会と称する日本人会から、「アカデミー会は今年で五〇周年を迎え、記念誌を作るので、留学の思い出を書いてほしい」と突然依頼された。

私はモントリオールに滞在中、「お子さんやご主人まで日本において留学してきたからには、〝東京女子医大に大森有り〟と言われるようになってください」と、中国系カナダ人に鼓舞された思い出を書いた。

このように、多くの人との交流がいまだに続いている。留学とは、医学を学ぶことだけでなく、幅広い人々との触れ合いを通して、己を見つめる機会にもなり、人生の大きな財産になると思っている。あれやこれやのご縁が働いて、二〇一三年は四回も国際会議に招聘された。若い人たちよ、どうか留学の好機を逃さないでいただきたい。

（二〇一四年四月）

# 赤ちゃんを産む女性への緊急提言

## 糖尿病があっても赤ちゃんは産める

なぜかわが国では、糖尿病があると妊娠はとても無理で、せっかく妊娠した人に対してさえも、産んではいけないとする風潮があった。多分、コントロールが悪いまま妊娠した患者さんが、子宮内胎児死亡や、糖尿病昏睡になったため、大変危険度が高いと印象づけてしまったためと思われる。

たしかに妊娠そのものは、インスリンの需要を高め、その効果を弱める生理的変化があるので、糖尿病を悪化の方向に向ける。しかし、この変化に対応して、きめ細かい治療を行い、妊婦に対する管理が十分行われれば、糖尿病があっても、健康な赤ちゃんを産むことが出来る。

東京女子医大糖尿病センターでは、一九八五年五月現在、一七六人目の赤ちゃんが糖尿病のお母さんから生まれている。その中には、小児期に発病した1型糖尿病のお母さんが四六人も含まれている。

## 妊娠前からのコントロールこそ大切

妊娠する時、母体の糖尿病のコントロールが悪いと、4～5％の頻度で赤ちゃんに奇形がみられることが知られている。この原因は、高血糖そのものが直接、胎児の器官形成に影響して奇形が出来上がるのだということが、最近分かってきた。児の奇形を予防するには、少なくとも妊娠三ヵ月前からの血糖を正常範囲に保つことが最良の方法であるとされている。

私たちの管理下で生まれた赤ちゃんで、妊娠前から糖尿病のコントロールに注意してきた母親からは、一例も奇形児は生まれていない。諸外国の報告でも、妊娠前からよいコントロールを保つと、奇形を予防することが出来るという多くの証明がなされている。

一般に、妊娠してからよいコントロールを保つ努力が始められているようだが、それは誤りで、diabetic fetopathy（糖尿病性胎児症）とよばれる胎児および新生児の特徴ある合併症を完全になくすためには、妊娠中のみならず、妊娠前からの血糖コントロールが大変重要である。

（一九八五年六月）

# 糖尿病治療におけるチームワーク

## 二〇世紀の科学の特徴

一九世紀までの科学上の発見や医療の革命は、一人の卓越した偉大な人の手によって成功したものが多いといわれている。しかし二〇世紀における特徴は、すべてすぐれたチームワークによって成し遂げられているといえそうだ。たとえば、アポロ1号から始まった宇宙船の運行がよい例である。基地で、スペースシャトルの軌道を修正しながら運行する人々、船内で実験をする人、月の上で実験をする人たちの緊密なチームワークによって、月への探査旅行が達成されているといえる。

栄養士、検査技師、眼科医、産科医、小児科医、内科医は、チームワークを行う重要なメンバーである。

糖尿病は、食べることに関係した病気であるため、自己管理も必要である。自己管理を行うためには、その病気に関するかなり高度の知識を要する。そのため、医師は診察のほかに教育プログラムを作る。この教育プログラムの大切な役割を担うのが、ナースや栄養士である。

## チームにおけるナースと栄養士

ナースは、インスリンの注射法から血糖の自己測定の仕方、壊疽や水虫になりやすい足の手入れなど、糖尿病の治療に直接必要な実技を教える。実技指導のかたわら、自己管理への動機づけを与え、時には、心理的葛藤をもつ若者への精神的支えにもなっている。栄養士は糖尿病治療の基本になる食事指導を分担する。

## 網膜症の治療におけるチームワーク

糖尿病臨床においては、内科医と眼科医との緊密な連携も必要である。内科医だけ、または眼科医だけで糖尿病治療が行われた場合と、内科医と眼科医が意見や情報を交換しあって治療した場合の網膜症の予後は、比ぶべくもない。

## 糖尿病妊婦の治療管理のチームワーク

同じことは、糖尿病妊婦の治療管理についてもいえる。チームワークのない、産科医だけまたは内科医だけの一方通行で管理された妊婦の予後は、恐らく惨憺たる結果となると思われる。内科医と産科医、栄養士、ナース、眼科医、小児科医が、妊娠前、妊娠中、出産時に手をとり合ってチームワークを行ってこそ、正常と変わらない新生児を出産させることが出来るのである。

（一九八六年九月）

## 血糖正常化の重要性

### 合併症予防のために

糖尿病の治療に関する長い間の研究や経験の集積から、糖尿病の合併症を予防するには出来る限り正常血糖に近づける（near normal）のがよいという結論に到達している。網膜症や腎症、神経症などの発症の細かい機序はまだ解らないとしても、高血糖がその第一義であることは確たる事実で、現在、血糖の正常化は、糖尿病の治療の中で最も大切なことであり、かつ治療の指標となっている。糖尿病の妊婦では、正常血糖を維持することによって、正常と変わりない出産が出来るようになった。正常血糖に近づける最もよい方法は、早期発見によって発症と同時にカロリー制限を行い、食事療法を守ることである。インスリン非依存型糖尿病（2型糖尿病）では、確実に血糖を正常化することが出来、それをうまく持続させれば、生涯、糖尿病があっても、ほとんど正常の人と変わらない quality of life を手に出来るわけである。

### 血糖自己測定の意義

家庭における血糖自己測定は、現在普及している血糖正常化のためのよき手段である。これは自宅において自分で血糖を測ることで最近多くの人々に愛用されている。インスリン注射をしている人には、健保の適用も認められている。病院に受診するとき以外の血糖がモニター出来るので、自己管理への動機づけにも役立つ。風邪をひいたり下痢をしたときなど、食事摂取が不充分なときのインスリンをどうするかと相談されたとき、血糖値がわかるととても便利だ。妊婦では、胎盤の増大につれて、インスリンの需要量が増える。自己測定の血糖値は朝か昼か夜か、どこで何単位インスリンを増やしていくのか、よい示唆になる。糖尿病センターでは、すでに三五一名が血糖自己測定をして、コントロールの改善に努力している。

### 尿糖の自己測定も有効

インスリン非依存型糖尿病の高齢者の方達には尿糖の自己測定を行ってもらっている。

これも血糖正常化に役立つ。食後二時間の尿糖が陰性であるということは、血糖値としておよそ160mg／dl以下を意味するので、食後の尿糖はすべからく陰性化するように努める。食前検査の尿糖は、当然陰性であるべきなのであまり意味はない。

## HbA1cやフルクトサミンも有効な手段

一～二ヵ月に一回測定されているHbA1cや、最近健保適用となったフルクトサミンも有力な血糖正常化の手段である。血糖は変動の幅が大きいので、長い時間の血糖を集約するこれらの物質を正常化させることは大変意義深いものである。HbA1cが一～二ヵ月の血糖値を反映しているのに対し、糖化蛋白であるフルクトサミンは、約二週間の血糖の平均を示すといわれている。よりきびしいコントロールを必要とする糖尿病妊婦や小児糖尿病のコントロールには、大変有益な役割を果たすものと思われる。

（一九八八年六月）

（**註** 現在、フルクトサミンに代わってグリコアルブミンが用いられている）

## 血糖自己測定の有用性と問題

### 普及とともに利用法もさまざま

家庭における血糖の自己測定は、測定機器が安価で容易に入手出来るようになったことと、保健の適用が認められたため、かなり広く普及して来ている。血糖自己測定の効用はかなり多岐にわたっている。自分で測った血糖値を知ることによって、糖尿病への理解を深める方や、良いコントロールへの動機づけになった方、自己測定をする日は食事に充分気をつけるので究極的にはコントロールが目にみえてよくなる方など、人によってその利用法も異なっている。

### 受診回数をへらしたり、シックデイ・ルールの基礎データになる

自宅から病院が遠いので、月一回受診することができない人は、決められた時間帯に血糖を測り、受診回数を減らすこともできる。

かぜをひいて高熱が出たり、下痢や腹痛があって食事が食べられないときなど、インス

リン量をどの程度注射すればよいか、いわゆるシックデイ・ルールに関して主治医に相談するとき、自己測定の血糖値があると注射量を算出するのにとても便利だ。低血糖をおそれるあまり食べすぎていた人達は、実際に血糖を測ってみると、それが低血糖でなかったり、逆に低血糖を未然に防ぐことができたり、血糖自己測定の果す役割は、例をあげればきりがない。

## 糖尿病妊婦の治療には不可欠

とくに糖尿病妊婦の治療の目標である血糖正常化に、血糖の自己測定はなくてはならない手段である。妊婦は健常な新生児を産むため、妊娠中正常血糖を保たなければならないが、妊娠が進み胎盤が大きくなるにつれて、糖尿病状態は悪化していく。この時、一日のどの時間帯にどのインスリンを増やして血糖を正常にさせるかという判断の情報を提供するのが血糖の自己測定である。一週間に一～二回、一日血糖を測定することが大変役立つ。一日血糖とは、毎食前と毎食後二時間、就寝前の一日七回血糖を測ることである。HbA1c、ヒトインスリンとともに、血糖自己測定の一般普及は、糖尿病妊婦に最も大きく貢献しているといえる。

### 自己測定の習慣だけではコントロールの改善にならない

しかしここに一つの問題がある。妊娠が終わって非妊婦となって分娩後一年経つと、血糖自己測定を続けている人でも中止群でも、同じようにHbA1cが悪化する人がいるということである。言い換えれば、自己測定は習慣上行っているが、コントロールを良くすることに役立てない人がいるということだ。同じ成績は、小児やヤング糖尿病でもいる。測定した血糖値を読みこなせる患者教育がもっと必要かもしれない。

（一九九〇年六月）

## 糖尿病治療の変遷

### インスリンの発見と食事療法の変遷

糖尿病治療の歴史の中で、最も画期的なものはインスリンの発見であり、この臨床応用は、糖尿病という fatal disease をコントロールし得る疾患に変えた。

食事療法の変遷も、治療史の中では大きな位置を占めている。インスリンがなく、尿糖が測れなかった時代の試行錯誤として、糖質を含んだ食物の摂取が制限されていた。これはかえってケトーシスを助長し、糖尿病の治療としては満足すべきものでなく、バランスのとれた食品を食べてトータルの摂取エネルギーを制限するという現在の食事療法へと導かれた。

## 糖尿病妊婦治療のあゆみ

糖尿病の治療は、科学の進歩、技術の開発とともに移り変わっている。糖尿病妊婦の治療一つをみてもインスリンの発見を契機に大きく変わっていることがわかる。

一九二二年から一九四〇年代は、妊娠中ケトアシドーシスにならないよう、その予防に努力が払われた。

一九四〇年代から一九五〇年代にかけては、分娩間近に起こる子宮内胎児死亡を予防するために、予定日よりも早く分娩を終了させる処置が治療の原則になった。一九六〇年代になると、エコーによる胎児モニターや、胎盤機能検査が発達し、分娩を早期に終了させることを出来るだけ避けるようになった。

一九七〇年代に入ると、妊娠中の糖尿病のコントロールの目標は血糖の完全正常化になり、このことによって、糖尿病者の妊娠・分娩の経過や結果、新生児の元気な成長は、正常婦人から生まれた子どもと変わらなくなった。

## 血糖正常化への試みと合併症の予防

この妊婦の血糖正常化への試みは、妊娠時だけでなく、今では非妊娠の場合にも、網膜症や神経症、腎症などの合併症防止の最良の方法として、広く普及するに至った。

コントロールの目標としての血糖正常化は、HbA1cの開発、ヒトインスリンの合成、血糖自己測定の普及、ペン型インスリン注射器の出現など、治療に関する手技・手段の進歩によって大変容易になったといえる。また糖尿病に関する患者教育が糖尿病治療の大切な部分を占めるようになったことも、糖尿病治療の変遷の大きな部分を占めている。

（一九九一年六月）

# 妊娠糖尿病に対する医のこころ

## 妊娠糖尿病の診断

Gestational Diabetes（妊娠糖尿病）という病態がある。産科の先生方は、略してGDMとよんでいる。正常妊娠の経過中に一過性に軽い糖代謝異常を発見されるか、または発症したものをこうよんでいる。一〇年程前までは、妊娠中に軽い糖代謝異常を示し、分娩後に正常化するものという定義になっていた。しかし、分娩後正常化するものと規定すると、分娩終了後まで正しい診断はつかないことになり、正しい診断がなければ的確な治療が出来ないのではないかという議論から、分娩後の糖代謝の状態は問わないことになった。

## 妊娠と糖代謝異常

従来、妊娠はホルモンや代謝の変化からdiabetogenic factorsの一つにあげられている。従って、妊娠中に糖尿病が顕性化したり、軽い糖代謝異常が出現したりすることは、しばしば認められる。妊娠中に発症した糖尿病や、糖代謝異常に気づかず無治療のまま放置すると、ケトアシドーシスになって、母体と胎児の二つの命を失うことすらある。

## 米国の妊娠糖尿病対策

アメリカでは、このGestational Diabetesの病態を重視し、糖尿病協会と産婦人科学会が協同して、一九七九年から三回にわたって妊娠糖床病に関する国際ワークショップカンファレンスを開いた。診断、疫学、治療、基礎的研究の各分野にわたって、世界中から数十名の専門家を招き、大会議を催した。私も、一九八四年と一九九〇年に開かれた会によばれ参加した。招待演者すべての旅費、滞在費を支払い莫大な費用をかけて、糖尿病に関する母子保健のためにこのような会議を開くアメリカは、やはり大先進国だという感を深くする。

このカンファレンスの討議の結果、アメリカの全妊婦は、妊娠中に起きる糖代謝異常から完全に守られる方式がとられることになった。国をあげてともいえるこの処置には、医療の暖いこころが感じられる。

わが国も、成人病対策としての糖尿病研究事業に厚生省が大きな支援を始めている。糖尿病があっても合併症を来たさない医療、妊娠による糖代謝異常で母児の健康を損なうことのない医療方式の確立の早いことが望まれる。

（一九九二年九月）

## 変貌する糖尿病

かつて、糖尿病の晩期合併症としてのKimmelstiel Wilson症候群は誰も知らない人がいないほど有名であった。臨床徴候としては、腎不全、高血糖、眼底出血の三つを併せもつものである。糖尿病センターの前身である、中山内科（主任中山光重教授）、小坂内科（主任小坂樹徳教授）の入退院名簿には、この診断名がたくさん見られる。しかし、現在は、高血圧があっても網膜症や腎症の三徴候が必ずしも一致しているものばかりではなく、別々に存在することも多いので、この診断名を用いることはなくなってしまった。

### 患者教育の重視

Kimmelstiel Wilson症候群という診断名が用いられていた時代に、患者教育という言葉はなかった。今では患者教育は、糖尿病治療の最も大切な一環を担っている。食事と関係があるため、自己管理を必要とする糖尿病の知識を与え、コントロールに励むMotivationを与えるためにも、それは大いに役立っている。

## 壊疽の増加

昭和三〇年代、私たちは、日本の糖尿病には壊疽はないと教えられた。Gangrän とはこんなものであると、ドイツ語の教科書に出ている写真で教わった。今では日本でも末梢神経障害や動脈硬化の強い人たちで、高血糖を放置したまま過ごした人々に壊疽は多い。

先日も壊疽ではじめて糖尿病を発見された患者さんに出合った。糖尿病センターの入院の約10%は壊疽をもった患者さんである。以前は末梢の動脈硬化が進展するまで長生きすることができなかったために、壊疽が少なかったのであろうと推測される。

## 治療法の進歩と当面の課題

病像の変貌だけでなく、糖尿病にまつわる治療法も大きく変化し、失明も光凝固の時期を失することがなければ予防することは可能になった。従って、一歳や二歳で発症したインスリン依存型糖尿病（1型糖尿病）でも、よいコントロールを保った人々は合併症を憂慮することなく健全な赤ちゃんを出産している。

しかし、腎症への進展阻止は、HbA1c を near normal に保つ以外にはなく、近年、透析導入患者が急増している。この変貌は、なんらかの形で食い止めなければならない。

（一九九二年一二月）

## 糖尿病における早期発見の重要性

### 発症直後は治療も容易

人間ドックや会社の検診、地区住民に対する健康診断などが盛んになったため、外来には食事療法で充分コントロールし得る軽症糖尿病や、ブドウ糖負荷試験で境界型を示すのみの患者さんが増えてきている。糖尿病の発見動機は、かつては便所の汲み取り屋に指摘されたというのが最も多かったが、今は水洗が普及して、それもなくなってしまった。

人間ドックなどで糖尿病が見つかった患者さんは、むろん主訴の欄にとり上げるべき訴えはなく無症状であるが、血糖だけは意外に高く、食後で250以上を示す人が少なくない。

しかし、診断されて間もない患者さんの血糖正常化は、簡単でしかも早いものだ。言い換えれば、発症後短期間のうちに見つけられた糖尿病は、食事制限さえ守れば簡単に血糖が下がり、よほどの暴飲暴食をしない限りHbA1cを7％以下に保って合併症の出現を阻止することができる。

## 合併症から糖尿病発見の例

ごく最近、合併症からはじめて糖尿病が発見された症例を紹介された。一人は五本の足趾がほとんど変形してしまった壊疽をもっており、ネフローゼ型の腎症も併発していた。もう一人は、目が見えにくいことで来院したが、すでに増殖網膜症があった。靴下に小さなシミ状の汚れがついているので色付きのパンティストッキングを脱いでもらったら、足趾に壊疽までできており、定量知覚計の10ｇを使っても無感覚であった。

前者は、ハイヒールの靴ずれから傷が出来たのでじきになおると思って一年が経過したということで、後者は、目が見えにくい以外はいたって元気なので診察は受けたことがないということだった。

## 望まれる一層の啓蒙活動

アメリカの糖尿病の教科書には、腎症に血液透析を行う場合、いかに医療費が暴騰するかを示してある。糖尿病早期発見の必要性と合併症予防の重要性を人々に浸透させるのは、どうしたらよいか思いあぐねる昨今である。

成人の糖尿病は、長い間無症状に経過すること、放置すれば合併症が起きやすいことを、小学校で教えたらどうかとも思っている。

（二〇〇七年一〇月）

# 啐　啄

## 啐啄《そったく》とは

東京慈恵会医科大学元学長で故・阿部正和先生は、糖尿病治療に大切な患者教育は「啐啄」でなければならないと言われていた。

「啐」とは、孵化しようとするひな鳥が卵の中から殻をたたき破ろうとすることで、「啄」とは、親鳥が外から殻をつついて破り、ひな鳥を外に出そうとすることだ。ひな鳥と親鳥が内と外で心を合わせて新しい命の誕生を迎えるように、糖尿病の新しい治療は、医師の教育とそれに導かれた患者さんの自己管理によって、大さな成果をあげうるということである。「啐啄」とは、まことに含蓄のある例えであるといえる。

## 学会でも教育関連演題が増加

インスリンの自己注射を教えることや、低血糖に対する注意、食事療法など、糖尿病の日常診療で患者さんとの対話そのものが、すでに教育的要素を含んでいるが、糖尿病治療の中に患者教育が体系化されて来たのは、わが国ではごく最近のことである。日本糖尿病学会総会で「教育」という発表部門がはじめて設けられたのは、一九九二年だった。最初はポスターセッションで、教育関連の演題が二二題発表されたが、一九九三年は口演で三四題もの発表がなされた。患者さんに知らしむることの重要性が、広く認識普及してきたためといえる。この教育普及活動の礎になったのは、恐らく腎不全による血液透析患者の爆発的増加によるものだと思われる。

## 初期教育の適否が将来の明暗を分ける

今、血液透析を必要とする患者さんの大部分は、糖尿病と診断されても糖尿病とはどういう病気かを全く知らず、症状がないまま放置していたという症例である。長いこと無症状に経過するインスリン非依存型糖尿病ばかりでなく、幼児期に発症したインスリン依存型糖尿病（1型糖尿病）でも、最近二〇歳すぎて腎不全に陥った患者さんの紹介率がめっきり多くなっている。一歳で発病しても、結婚し、赤ちゃんまで出産した人達とどこが違うかを調べてみると、啐啄の形で初期教育がなされたかどうかにあった。患者教育は、今や糖尿病治療の大きな部分を占めている。

（一九九三年六月）

# アレテウスからDCCTまで

## アレテウスの糖尿病概論

カッパドキアのアレテウスに心惹かれることがあって、彼の糖尿病に関する記述を読み返してみた。紀元二世紀頃に書かれたといわれているアレテウスの糖尿病概論は、糖尿病の増悪像を余すところなく記述して実に敬服させられる。「糖尿病はそれほど多くはないが、不思議な病気で、肉や手足が尿の中に溶け出してしまう。経過はどの疾患でも一様で、腎臓と膀胱とが侵される。患者は水を作ることを寸時もやめず、水道の口から流出するごとくその流出は絶え間ない。しかも病気の性格は慢性で形をとるまでに長い時間がかかる。しかし一旦、病気の体制が完全に確定されてしまうと、患者は短命である。溶け出しは急速で、死もまた急である。」(ヘテニー他著、二宮隆雄訳『インシュリン物語』岩波書店)

肉や手足が尿の中に溶け出してしまうなどという唐突な表現はあるが、観察眼は実に鋭く深い。インスリン注射もないこの時代の糖尿病患者の死因はすべて糖尿病昏睡で、腎症などのような合併症は皆無であったであろう。

アレテウスの時代から二〇〇〇年を経た今日、糖尿病医療関係者は糖尿病の合併症をいかに予防するか心を砕いている。まだ患者教育の発達しなかった時代に発症した方々が、腎不全や網膜症、壊疽などに侵され、社会に痛々しい問題を投げかけている現状である。

## 現代の課題は合併症の予防

一九九四年一一月、日本で開かれる国際糖尿病会議のキャッチフレーズは、"preventing diabetes mellitus"である。前年一一月には、厚生省と糖尿病財団の主催で、糖尿病合併症の予防キャンペーン大会が行われる。アメリカでは九年間、一八〇億円をかけて合併症を予防するため、DCCT (Diabetes Control and Complication Trial) という大事業を行ったと報告されている。頻回注射で強化インスリン療法を行い、HbA1c を正常近くに保った群で合併症の予防に成功したといわれている。

こんな時、日本ではまだアレテウスの時代に生きているような錯覚に陥らされる症例に出合うことがよくある。血糖が、400～500 mg／dl あっても、のどが渇かなければよいと指導されていたある少年の例などである。


（一九九三年九月）

# 持続は力である

## 「糖尿病談話会」

一九九三年一〇月三〇日、糖尿病談話会一〇〇回記念講演会という会が催された。講演内容は、日本側から東京慈恵医科大学の森豊先生による「糖尿病モデル動物に学ぶ」と、後藤由夫先生の「糖尿病治療研究の将来」、カナダのトロント大学ジンマン教授の「インスリン依存型糖尿病の管理」、ソウル大学ミン教授による「日韓糖尿病への絆と治療への将来」であった。記念講演会であるから、内容はインターナショナルである。

この糖尿病談話会は、糖尿病学の研鑽を積もうという人達のために、ヘキスト社がスポンサーになって出来た会である。第一回は、一九五八（昭和三三）年一二月一〇日に阿部正和先生の座長で、腎症と経口糖尿病薬の講演がもたれている。したがって、東京地方で「ヘキストの談話会」といえば、糖尿病談話会を指しており、爾来、営々と続き、ついに一〇〇回に至ったというわけである。

糖尿病の勉強会は、今、全国各都道府県にたくさんあるが、その勉強会の先便をつけたのがこの会であるともいえる。

## 一〇〇回の積み重ねに想う

この会が発足したとき、私はちょうど医学部を卒業して、入局したばかりであった。以来、一流の臨床家や研究者から、幅広い視野にたった講演を聞き、いろいろ学ばせていただいたものである。

一口に一〇〇回といっても、それは人の人生の一〇〇年にも相当するようなもので、貴重な積重ねである。私は、この会によく出席したものの一人として一〇〇回記念の挨拶を依頼された。千年、二千年と生きつづける桜の花にちなんで、この会が紀元二〇〇〇年を超えて末永く持続することを祈念してお祝いの言葉とした。持久力をもって長くつづけることが、いかに貴く偉大であるかを改めて認識したものである。

## 患者教育もくり返しと持続

若い頃、恩師から「研究に大切なものは持続で、持続こそ力である」ということを教えられた。マンネリに抵抗しつつ、くり返しくり返し行わなければならない患者教育もまた然りであると思う。

（一九九三年一二月）

## 国際糖尿病会議（ＩＤＦ）のこと

### ＩＤＦとは

大分以前から準備が始められていた第一五回国際糖尿病会議が、一九九四年一一月六日から日本で開催される。国際糖尿病会議とは、通常ＩＤＦと略されている International Diabetes Federation 国際糖尿病連合の学術会議のことである。このＩＤＦには、世界八六ヵ国、一〇五団体が加盟しており、三年に一回、世界のどこかの都市で開催されている。

第一回は、一九五二年にオランダのライデンで開かれた。その後、イギリス、ドイツ、スイス、カナダ、スウェーデン、アルゼンチン、ベルギー、インド、オーストリア、ケニア、スペイン、オーストラリア、アメリカを経て、今回日本が開催を担当することになった。神戸のポートピアで、馬場茂明神戸大学名誉教授の下で開かれる。

### 世界的な糖尿病の増加

糖尿病は、現在あらゆる年齢層にみられ、年々増加の傾向にあり、新しい国民病ともよばれている。地球上どの国においても同じような傾向がみられ、大きな社会問題となっている。国によって糖尿病の性質は多少異なるが、かかえている合併症対策への問題は同じようである。わが国の糖尿病は90%がインスリン非依存型(NIDDM)で、欧米や北欧などにみられる若年発症糖尿病はことごとくインスリン依存型(IDDM)だ。また、アフリカやインド、中南米、東南アジアには、栄養不良関連糖尿病(MRDM)があるが、わが国には全くみられない。

## 会議の成功へ向けて

国際糖尿病会議では糖尿病学に関心をもち、糖尿病の治療や研究に従事している世界中の医師およびコメディカル、患者さんが、一堂に会して糖尿病に関する治療・予防などを中心とした研究発表が行われる。この活動を通して、世界における糖尿病患者さんの福祉に役立てようとするのが本会の目的である。組織委員ほか担当の諸先生方は、日本で行われるこの会議を成功に導くべく、募金活動、プログラム編成など日夜その準備に邁進した。

国際糖尿病会議の記念切手の発行も決定されている。

(一九九四年三月)

# 腎移植の意義

## ある患者さんの例

ずっと長いこと診ている患者さんの一人に、お母さんがdonorとなって生体腎移植に成功した患者さんがいる。彼女は一九七一年、津田塾大学三年生のとき突然糖尿病に罹患し、ずっと私たちの治療管理下にあった。大学卒業と同時に結婚し、二四歳で第一子、二九歳で第二子を分娩した。ここまではまことに順調な経過であったが一九八一年の夏、虫さされが原因で左下肢の蜂窩織炎《ほうかしきえん》、ついで難治性のカンディダ性腎孟腎炎に罹患、徐々にクレアチニンが増加して一九八六年一〇月にはついに血液透析を導入された。

通常、糖尿病発症初期から糖尿病の治療を厳格に行い、妊娠分娩を経た人は三〇年経っても腎症にならないのであるが、彼女の腎不全は、高血糖が長期間持続した結果よりも、軽い腎症に腎感染症が加味して腎不全に陥ったものと考えられる。透析導入から一年後、彼女は母親からの腎移植を受けて透析の束縛から解放された。そしてすがすがしい体調のもとで再び社会活動に復帰できるようになったことを大そう喜んでいた。

## 若年者に腎の提供を

今、糖尿病を長年放置した結果、腎不全になって血液透析を必要とする患者さんが年間六〇〇〇人以上にも達し、大きな社会的、医学的問題になっている。

透析療法は、腎症を持つ患者さんにすばらしい延命効果をもたらしてはくれた。しかし、一回五時間を要し、週三回となるとかなり社会活動と社会生活が阻まれる。腎不全に陥る人の中には、若年糖尿病者もかなり含まれており、腎移植を受けられたらどんなに良いかと思うことがしばしばである。

東京女子医大には、腎臓病総合医療センターがあって、一〇〇〇例以上の腎移植の実績をもっているが、糖尿病性腎症例に対する腎移植は二一例しかない。この discrepancy は一体どこからくるのであろうか。

糖尿病があっても腎症にならない努力を社会に普及させることが先ず先決ではあるが、すでに腎不全に陥った若い方々に腎臓の提供は不可能であろうか。

（一九九四年六月）

# 格差のない医療を

## 明るい小児糖尿病児たち

夏休みがやってくると、糖尿病センターの入院患者さんの平均年齢はぐっと下がる。休みを利用して、合併症の精査やコントロールをよくするように勧められ紹介されて初診入院する方や、通院中の患者さんが入院してくるからである。

幼児期や小児期発症の患者さん方に接して先ず驚かされることは、皆ひとしなみに明るいことである。晴れやかな顔をし、暗さは一点もない。生まれついての器量よしのお子さんもいれば、個性的な面構えで瞳がいかにも利発そうに輝いているお子さんなど、皆が皆、明るい表情をしていて、診察する側のこちらの気持ちまでが明るく救われるような気がする。

## 驚かされる治療の実態

しかし、腰を落ち着けて彼らのアナムネーゼや治療法を聞き、血糖値やHbA1cを聞くと、彼らの美しく光り輝いた明眸《めいぼう》を見る心とは全く裏腹な暗い気持ちに陥し入れられるのである。それは、紹介されて来る小児糖尿病の多くの人々は、まだ一日一～二回のインスリン注射を指示されており、しかもシリンジ注射であり、HbA1cが12％とか14％という人が多いのである。

そのうえ、注射をしているからお風呂に入ってはいけないと言われ、ずっと入浴していないという少年が現れて私達は度肝を抜かれてしまう。注射をするから寝ていなければばいけないといって、一年以上学校を休んで入院していたという中学生も現れた。

びっくり仰天しているところへ、HbA1c 16％の糖尿病妊婦が紹介されてきた。彼女はまだ二三歳であるが、一〇歳で糖尿病を発見されてから眼底検査を受けたことがないという。その明るく黒い瞳の奥は、すさまじい増殖性網膜症で荒廃の極みであった。

### 格差是正のキャンペーンも

厚生省は国民病としての糖尿病の予防、糖尿病合併症の予防キャンペーンに努力をはらっている。小児糖尿病も含めて、医療の中味に格差のない時代が一刻も早く来ることが望まれる。

（一九九四年九月）

# 第一五回国際糖尿病会議と藤原道真

## 国際糖尿病会議、成功裡に終了

一九五二年オランダのライデンに始まり、三年に一回開かれている国際糖尿病会議が、一九九四年一一月六日から一一日まで、神戸大学名誉教授・馬場茂明会長の下で盛大に開催された。

馬場教授以下、組織委員をはじめとする関係各位の絶大な努力によって、一〇八ヵ国、五〇〇〇余名の参加者を擁して成功裡に終了した。活発に討議された臨床研究や基礎的研究の発表雰囲気は最高によかった。

## 記念切手は藤原道長とインスリン

会期中ひそかな人気を博した、国際糖尿病会議を記念した特殊切手についてご紹介したい。記念特殊切手の図柄は、平安貴族の藤原道長の肖像にインスリンの結晶を組み合わせたものである。道長は、貴族でありながら政治的権勢を誇り、三人の娘を皇后にしたことでも知られている。その喜びを「この世をば、わが世とぞ思う望月の、欠けたることの無しと思えば」と詠んだことや、源氏物語の光源氏のモデルとしても世に名高い。

### 文献上、日本最古の糖尿病患者

道長は、自身の生活を『御堂関白記』に刻明に記している。これと藤原実資の書いた『小右記』で、道長が糖尿病であったことが証明されるという。つまり道長こそ文献に表れた日本で初めての糖尿病患者さんで、今から一〇〇〇年前のことである。ヨーロッパには紀元前一五〇〇年頃に書かれた（Ebers Papyrus）多尿の治療法や、二〇〇〇年前にカッパドキアのアレテウスがDiabetesと命名し、その病像を詳細に表した著書が現存することを考え合わせれば、歴史に登場した日本の糖尿病はずいぶん後進であるといえる。

彼は、白内障かあるいは網膜症の出現によって視力を損ね、ついには敗血症により六一歳で死亡した。むろん当時、糖尿病の治療はなかった。

### 正しい知識の普及を願って

現在、インスリンや内服薬による糖尿病の治療がすばらしく発達しているが、病気の存在を知らずに放置し、一〇〇〇年前の道長と同じ経過をたどっている人がいかに多いことか。

この記念切手を通して、世界中の人々が糖尿病に関心をよせ、知識をもたれることを念願している。

（一九九四年一二月）

## 庭に埋めたインスリン

### 瓦礫の山と化した神戸の街

三年に一回、世界のどこかの都市で行われている国際糖尿病会議が一九九四年一一月、神戸のポートピアで開催された。参加者は約五〇〇〇人余で、日本式の心のこもったおもてなし、定刻通りのプログラムが進行する几帳面なスケジュールの運び、組織立てのうまさなど、数々の高い評価を得て成功裡に終了した。その美しい町、神戸が二ヵ月後に機能を失った瓦礫の山になるとは参加者の誰一人として想像した者はなかったであろう。

かつて経験したことのない程、豊富な食べ物を中にはさんで、先進国、発展途上国を問わず、皆心が一つになって行われた開会パーティーやサヨナラパーティーが夢のように思い起こされる。

## 災害時のインスリン確保

生活のすべてのリズムを一瞬にしてかき消した、この大きな兵庫県南部地震が患者さんにもたらした恐怖の一つは、インスリンが手に入らなかったらどうすればよいかという不安である。震災後、一番多かった患者さんの質問は、このことであったように思う。

自己のインスリン分泌が残存するNIDDM患者さんはまだしも、NIDDMでも自己インスリン分泌能がすでに限りなくIDDMに近づいている患者さんやIDDMでは、何らかの形で当座のインスリンを確保しておかなければならないことは事実である。災害時にどんな風にして当座必要なインスリンを持ち出すかは、各自の生活の中で工夫のいることでもあるが、そんな時、三〇〇単位入りのディスポーザルペン型インスリンは便利であろう。

## 大空襲を乗り越えたIDDM患者

私は最近一人の貴重な症例報告を思い浮かべている。四〜五年前、筑波大学内科から報告されたもので、患者さんは昭和初年で発病したIDDMの医師である。彼は、第二次世界大戦の空襲が激しくなった時は、庭にインスリンを埋めて冷蔵庫代わりに使い、一度も糖尿病昏睡になることなく、七五歳の天寿を全うした。罹病期間五〇年のIDDMでありながら剖検所見はどこにも合併症がなかったというのである。IDDMの治療に、たくさんのことを教えられる症例報告であった。

（一九九五年三月）

（註　現在は二週間分のインスリン、内服薬を災害対策に持つように指示されている）

## 神々の国の糖尿病

### ネパールの国際シンポジウムに参加して

一九九五年三月下旬、国際協力事業団JICAの要請で、美しく白いヒマラヤの高峰をいただく神々の国ネパールに行った。そこのトリブバン大学主催の国際糖尿病シンポジウムに参加したのだ。トリブバン大学は、JICAの協力、支援で出来た大学であるので、この国際糖尿病シンポジウムもJICAの医療協力事業の一つとして行われたものである。国際シンポジウムといっても、決して欧米志向でなく、インド、パキスタン、バングラディシュ、スリランカ、ネパールと日本の交流で、日本から三人の演者が招かれた。

## 発展途上国に教えられたこと

主催国ネパール王国の依頼に応じて、私達はわが国の糖尿病治療上のハイライト、疫学、糖尿病妊婦の管理、小児糖尿病の治療などを発表したが、逆に栄養不良関連糖尿病などいろいろ教えられた。

ネパールには未だに戸籍がなく、大臣といえども確実な年齢は不詳だ。家庭内出産より、病院で出生する人が少しずつ増えていたが、それでも届出の法規がないので、正確な年齢はわからないようである。

私達が大学病院を見学したとき、出生したばかりの赤ちゃんがコットにごろりと寝かされて、声高らかに泣いていた。かなり長いこと放置されて、そこで元気よく生きのびると、はじめて生児としての処置を受けるということであった。

## 認められている糖尿病者の出産

驚いたことに、それほど手荒い新生児の取扱いをしていながら、糖尿病者の出産は拒否されることなく、きちんと認められていることだった。識字率が30％という国で、すでに糖尿病者の妊娠が受け入れられているということに私は感動した。

わが国はネパールと比較にならないほど先進国だが、糖尿病妊婦が死産になったという報告を未だに聞く。また、最近、小児期発症IDDMの男性が、二〇歳代で透析導入される例に何度も遭遇した。このような不幸がなくなって、真の文化国家になることを心から祈念している次第である。

（一九九五年六月）

## 糖尿病週間と糖尿病予防キャンペーン

### 糖尿病センターがお世話する二つの行事

秋の気配が感じられる頃になると、粋人なら冴え渡る月の光に心を奪われることであろうが、私達は秋が近づくと、糖尿病週間と糖尿病予防キャンペーンのことが気になってくる。一九九五年は偶然なことから、この二つのイベントを東京女子医科大学糖尿病センターがお世話することになっている。

糖尿病週間は、一九六五年、日本糖尿病学会と日本糖尿病協会の共催ではじめて実施されてから長い歴史をもっている。しかし、毎年秋に糖尿病撲滅の願いを込めて、こんな行事が行われていることを知っている人は意外に少ない。糖尿病財団と厚生省が共催で行っている糖尿病予防キャンペーンも、本年は第三回目になる。人々の中から糖尿病を予防し、国民病としての増加をくい止めようという大前提に立った活動が行われているが、一般にはまだあまり知られていない。

### 糖尿病予防の二つの意味

糖尿病予防という意味は、一般 population の中から、糖尿病発症を未然に防止することと、すでに糖尿病のある方にとっては、細小血管合併症と呼ばれる種々な合併症を予防することの二つの意味をもっている。

糖尿病を予防しようという私達の願いとは裏腹に、糖尿病で腎症が進行し透析をしなければならない人、透析なるが故に下肢動脈が石灰化し、足趾が黒色壊死になって無惨な合併症をもった若者など後をたたない。

### キャンペーンの効果を期待して

合併症を予防し得る HbA1c のレベルは6％以下であることを、診療の現場で私達は強調しつづけている。発症直後すぐ患者教育を受けて糖尿病の何たるかを知っている人は HbA1c レベルを6～7％に保つことはそう難しいことではない。しかし、長年治療を放置してHbA1c10％以上のコントロール不良を続けてきた人の治療は難しい。

（一九九五年九月）

## 釧路の湿原で

### 早朝の湿原を目のあたりにして

糖尿病と妊娠の問題についての講義を依頼されて、遠い釧路に出かけた。目の廻るような過密スケジュールの中にあったが、せっかくここまで来たからには、ラムサール条約によって世界の遺産として保存されることに決まった地球の宝、釧路の湿原を是非見ておきたいと思った。朝五時起きをして、夜明けの釧路湿原大展望台に立った。

軽く、靄がかかった幻想的な広い原野は、もう枯れ色に包まれて秋の気配で、その原野をうねうねと大きく釧路川が蛇行している。はるか彼方に山の峯か雲の層か判然としない頂が、うっすらと望まれる。ここが雪の原野に変わった時は、鶴が舞い立ち、また、ひとしお美しいと聞いている。

### 無用の長物から地球の宝に

タクシーの運転手さんが「この広い湿原は、農作物は出来ないし、家は建たないし、全くどうしようもない無用の長物だと今まで考えられていたものです。それが地球の尊い遺産になったのだから、すぐれた人の物の見方や考え方は大したものですね」と言った。

鳥がさえずり、何百種類の植物が繁茂し、生物が群れて繁殖する広大な景観は、人々の心をなごませ楽しませる。この湿原を次の世代へ継代していく遺産に指定したとは、すばらしい感覚である。

### 合併症予防知識の全国的普及を願って

今、糖尿病の世界では、足壊疽をもつ症例が増え、血液透析を必要とする腎不全の患者さんが年々増加している。この恐ろしい合併症の進展のもとは、長い間、無症状に経過するインスリン非依存型糖尿病を、症状が無いから糖尿病でないとあなどって過ごした結果と、糖尿病に対する知識の欠如であった。血液透析は、血管の石灰化を助長し、動脈硬化を促進するばかりでなく、国家の医療財政も、個人の社会生活も大きく損なう。

糖尿病学会も厚生省も、合併症予防に今、猛然と立ち上がっている。湿原を地球の遺産に変えたような超スピードで腎症を予防し得る体制が、一刻も早く日本中にゆき渡ってほしいものである。

（一九九五年一二月）

## 血糖コントロールと合併症

### DCCTの成果

一九九五年から九六年にかけて有名になったDCCT（Diabetes Control and Complications Trial 血糖コントロールと合併症に関する研究）という言葉は、まだ皆さんの耳に残っていると思う。一〇年間一八〇億円かけて遂行されたアメリカのこの研究調査は、その壮大さ、緻密さ、緊密なチームワークの結集として、その成果が世界中の糖尿病専門医を驚かせたのだ。

インスリン依存型糖尿病一四〇〇余名を七〇〇名ずつ二つの群に分けて、一方は、従来通り、一日一～二回の注射で治療した。残りの七〇〇名はインスリン強化療法といって、一日三〜四回の頻回注射と、あるいは皮下インスリン持続注入法で注射をし、それに血糖自己測定を行わせた。その結果、一〇年間 HbA1c が平均 7.1％という結果となり、神経障害、網膜症、腎症を著しく減少させたというものである。臨床研究における HbA1c 目標値は６％以下だった。

これに反し、従来法では平均 HbA1c ９％以上で、各合併症は増加の一途をたどるということが明らかにされたわけだ。糖尿病の合併症予防には、血糖コントロールが第一義であることは誰しも認めるところであるが、アメリカの DCCT ほど、そのことを如実に示した調査研究はない。

## 日本でも始まる全国規模調査

わが国でも日本の糖尿病の95％を占めるインスリン非依存型糖尿病に対して、コントロールをよくして、どれだけ合併症を予防し得るかを調べる研究が始まった。

厚生省が六年間研究費を支援して、コントロールを HbA1c ６％以下に保つ努力をし、どれだけ網膜症や腎症、動脈硬化の出現を阻止し得るか、全国規模で二〇〇〇例を対象に行われる。正式の研究名は「糖尿病における血管合併症の発症予防と進展抑制に関する調査」という。

この調査への参加に選ばれた方は、血糖コントロールだけでなく、タバコや運動などライフスタイルの見直しまで、中央事務局が干渉することになっている。この調査研究参加者だけでなく、病院への受診者全員の治療目標もHbA1c 6％以下である。

（一九九六年三月）

## 若者に健康な未来を

### 西田幾太郎の和歌

日本の切手には人物像が少ないといわれていたが、最近、与謝野晶子や仁科芳雄、関孝和など、急に人物切手が多く出まわるようになった。その中の一つに西田幾太郎がある。彼は西田哲学と呼ばれる高邁な独自の哲学を啓発し、『善の研究』などの著書で知られているが、この肖像の横に「わが心深き底あり㐂も憂の波もとどかじとおもふ」という和歌がついている。哲学者の切手になぜ和歌がついているのか大変不思議に思っていたが、ようやくその謎が解けた。

禅を取り入れ、東洋思想をもりこんだ西田哲学を作り上げる過程で、彼は、はかり知れない悲しみに遭遇したのだ。妻が病に倒れ、愛息が夭折し、愛娘二人がチフスで枕をならべた。この和歌はその時の苦悩の呻吟であったのだ。家族が病気になったときのつらさは、本人以上の辛酸ではないかと、かねがね私は思っている。

## 若年発症、合併症を伴ったNIDDMの増加

私達の糖尿病センターに、若年発症、それも一〇歳代でインスリン非依存型糖尿病が発見されながら、そのまま放置し、腎不全に陥ってから紹介されて来院する患者さんが増えている。センターに来院した時すでに増殖網膜症をもっていて、同時に腎症も併発している若者は一九九六年一月までに一〇四名にも達した。

彼らは大人のタイプの糖尿病 NIDDM であるから、糖尿病と診断されても症状がないため、糖尿病を恐れることなく放置してしまう。症状がなくても高血糖は容赦なく網膜や腎を侵し、さらに動脈硬化を助長して、下肢を切断しなければならない程の重症壊疽をもつ患者さんさえいる。

## 本人はもとより家族の悲嘆を想って

視力が低下し、両足を切断後、血液透析をしなければならない若者自身の人生は、この上なくきびしいものだ。また、ご家族の悲嘆はいかばかりであろうか。どのようにして、この悲劇を予防すればよいか考えさせられる毎日である。

（一九九六年六月）

## 子どもは未来である

「子どもは未来である」という言葉がある。いい言葉である。もと東京大学小児科学、小林登教授の書かれた本の表題にもなっている。この言葉の重みに一層、子どもを大切にしなければならないという気持ちを強くする。

### ＩＤＤＭの子どもたち

夏休みになると、東京女子医大の糖尿病センターには多くの糖尿病をもったお子さんたちが入院してくる。小学生から大学生まで、また社会人になった人など、さまざまな生活環境と、さまざまな糖尿病歴をもった人たちであるが、最近、特に若者のインスリン非依存型糖尿病（NIDDM）が著しく増加していることに驚かされる。

春休みと夏休みを目がけて入院してくる子どもたちは主にインスリン依存型糖尿病（IDDM）で、コントロールの再チェックや合併症の精査を希望して来る人が多い。IDDMのお子さんたちは、本来インスリン注射が不可欠のタイプの糖尿病であるから、必ず主治医がいる。したがってコントロールが悪いといっても、それなりの治療がなされているものである。

## 子どものＮＩＤＤＭの増加

しかし、ティーンエイジャーから二〇歳代の人々の間に増えてきたNIDDMは、症状がないために治療を行わず、増殖網膜症や壊疽にまでなって紹介されて来る人が多い。この治療放置は社会の糖尿病に対する知識の欠如によることが大きいように思う。

先日、大学院の学生に糖尿病と妊娠に関する特別講義を行ったところ、ある医科大学を卒業した一人の医師が、「大学六年の病院実習のとき、産婦人科で、糖尿病があるから中絶しなさいと言われて、ワーワー泣いている患者さんを見て、ショックを受けたが、今日の講義で糖尿病でも出産可能なことがよくわかった」という主旨の感想を述べてくれた。

## 糖尿病者を守るための市民講座

まだ胎内にあっても、もう生まれていても、等しく日本を背負って立つ、子どもは未来なのである。来年の糖尿病学会で会長をする時には、子どもを含めた、糖尿病者を守るための大きな市民講座をしようと、壮大なプランを練って施行するつもりである。

（一九九六年九月）

# 一九九七年五月二四日の市民講座

## 「糖尿病悪化の四つの原因」

ユダヤ五〇〇〇年の歴史の中の聖典として有名な『タルムード』の中に、老化を早める四つの原因は、怖れ、怒り、子供、悪妻であるという項がある。普遍の真理だとは思えないが、ある人にとっては、言い得て妙なのかもしれない。

私はこれをもじって、糖尿病を悪化させる四つの原因として、過食、アルコール、無知、無運動を挙げている。糖尿病であることが分かっていても、症状がないのをいいことに、食べすぎ、飲みすぎに明け暮れ、運動はしない、糖尿病に対する知識も殆ど持ち合わせていないといった方々の中に、腎臓機能不全に陥る方が多いように思う。

肥満しないように過食を慎み、適度の運動もし、HbA1cの高値を無視すれば最終的には腎不全になってしまうといった知識を持合わせている人々に、合併症が出現することは殆どない。

## 著増する人工透析患者さん

糖尿病の中でも人工透析を必要とする合併症は、個人の大事な社会生活を著しく阻害する。現在わが国で、糖尿病のため新たに人工透析を必要とするにいたる患者さんは、年間八〇〇〇人以上に達していることが、日本透析療法学会から報告されている。透析を始めた方々に、どうしてここまで放っておいたのかをたずねると、決まったように、血糖値を高いままに放置しておくと腎不全になることを知らなかったと答える。ある糖尿病の専門家が名言を吐いた。「糖尿病で身体障害になってはいけません」と。これにはよい医療と患者さんの知識が必要である。

## 大市民講座の開催へ向けて

一九九七年五月、私は日本糖尿病学会の年次学術集会の会長を務める。そのときには、一般市民を対象に、糖尿病予防、腎症予防のための大市民講座を開いていこうと思う。予防と治療の基礎知識や最新情報についての講演のほか、国際的に活躍しているオペラ歌手の岡村喬生氏と林康子氏が友情出演し、皆で楽しめる日本の歌、世界の歌を歌ってくださる予定だ。

（一九九六年一二月）

# 糖尿病との闘いの四〇年

## 三月に定年をむかえて

東京女子医科大学では六五歳をもって職員の定年退職が決められており、私も一九九七年三月三一日をもって定年を迎えた。年齢は誰にも平等に増えていくので定年は着実に確実に訪れるが、死と同じようにその時にならないと実感が湧かないものだ。五月末の日本糖尿病学会の会長としての重責を背負っていたので、よけい定年の実感を得る暇がなかった。

別れはどんな形でも悲しいものである。患者さんには三月のぎりぎりまで、定年を知らせずにいたので、皆様にご迷惑をおかけした次第である。大層残念がられて、初めてどうにもならない定年の悲哀を味わっているところだ。

## 糖尿病妊婦の出産

振り返ってみると、卒後インターンを終えて、一九五七（昭和三二）年、糖尿病を専門とする中山光重教授の第二内科学教室に入局してからちょうど四〇年になる。中山先生に続いて、小坂樹徳、平田幸正教授のご指導を受け、糖尿病学の変遷とともに歩み、糖尿病との闘いの毎日であった。

四〇年の糖尿病学の変遷はいろいろな意味で著しいものがある。中山内科時代の若年発症糖尿病の方々は二〇歳代ですでに腎症末期の尿毒症になり、三〇歳を越える方は少なかったと思う。昭和三七年に私は、死産によって糖尿病と診断された二人の患者さんを受け持った。これがきっかけで、「糖尿病があっても妊娠、出産は可能である」という臨床分野の確立を自分のライフワークにした。女性の問題は、問題の核心をよく知る女性が主体となって解決すべきであると強く考えたからである。この分野は、かなり若い糖尿病者に福音をもたらしたものと自負している。

## 新たな目標——腎症の払拭

昭和三〇年代から年月が経つにつれて、糖尿病の分野で細小血管合併症が著しく増加してきた。網膜症に関しては、光凝固療法やVitrectomyの進歩によって、失明者は減少したと思う。しかし糖尿病腎症による腎不全は、若年のみならず、老齢者の間にも残酷に侵入している。コントロールをよい状態で共に過ごしてきた人には合併症はない。定年を迎えるにあたって、等しく腎症を人々の上から払拭したい気持ちにかられている。

（一九九七年六月）

# 団結の力——第四〇回日本糖尿病学会を終えて

一九九七年五月二二日から三日間、日本糖尿病学会を主宰した。糖尿病学会は、学問の進歩を糖尿病患者さんの健康、福祉に役立てることを目的とした研究発表の場である。一九五八（昭和三三）年に設立され今年第四〇回を迎えた。四〇年の長い歴史と伝統の中で、女性の会長は初めてであったので「だから女は……」と言われないよう細心の注意を払ってよい学会作りを心がけた。

### 「文明病」の誤解を解く

まず、糖尿病を近代病、文明病であると思われている誤解を解くために、ロゴマークを作り、キャッチフレーズを「エベルスパピルスから二一世紀へ」とした。糖尿病は人類の存在とともにあり、紀元前一五世紀にすでに多尿に関する古文書があることが解っているからである。

### 歴史を辿った展示物

このキャッチフレーズに則して、各メーカーの展示も歴史的に物ごとが解るように並べていただいた。たとえば、インスリン製剤・注射器の移り変り、血糖自己測定の歴史的流れ、内服薬の歴史的変化など、それを見ただけで学問の進歩が理解出来るように工夫していただいた。ある会社からは、世界に三個しか存在しない開発初期のインスリン注射器が出品され、過去に例を見ない、まことに有意義な展示であった。

### 特別講演では「こころ」の問題を

学会では分子レベルの最先端の研究発表がなされるのが常であるので、こころの問題も取り上げようと思い、作家の渡辺淳一氏に特別講演を依頼した。氏は医師から作家へ転身した当時の事情から、ミリオンセラー作家になるまでの道程を淡々と語り、プロとして生きぬく上に必要な精神構造にまで言及され、聴衆に深い感銘を与えた。また science only の学会の中に文化のかおりも吹きこんでくださった。

### 糖尿病センター医局の総力を集めて

三月にオープンしたばかりの会場・東京国際フォーラムには、五二〇〇人の好学の士がご参加くださり糖尿病学会として史上最多を記録した。

今、振り返って思うことは、岩本安彦事務局長以下、医局の総力を集めて催しごとにあたったことが、学会を盛会に導いた鍵であったと思われる。こころを一つにした団結の力は、三本の矢の結束よりもはるかに強いといえる。

（一九九七年九月）

# 糖尿病のある人生

## 文化祭のパネルディスカッション

東京女子医科大学の一九九七年文化祭実行委員の学生達から、秋の文化祭に花を添えるような催しをやりたいので、講演をしてほしいと相談を受けた。糖尿病をテーマにするのであれば学生には勉強になり、患者さんには勇気を与え、一般の方々には糖尿病の啓蒙になるような講演会がよいのではないかということで、学生と一緒に企画を練った。

私が「国民病としての糖尿病」というお話をし、患者さん達から「糖尿病のある人生を語る」と題して、パネルディスカッションをしていただくことにした。俳優の土屋嘉男氏はインスリン非依存型糖尿病を代表してご自分の経験を中心にお話しいただき、五歳発症、罹病歴二四年と三四年の二人の女性には、インスリン依存型糖尿病を代表して各自の糖尿病歴を語っていただいた。最後に、病院で働く牧師さんでチャプレンの斉藤武先生にこころのケアの必要性をお話しいただいた。

## 心を打たれた患者さんの体験談

土屋さんは糖尿病前昏睡状態にまでなったが、すぐ専門病院に入院したので、一年後の今日、薬も必要なく、正常血糖を保っているということであった。

どなたの話も糖尿病とともに生きる胸を打つ述懐であったが、全盲の中で管理栄養士と健康運動指導士の免許をとられた北村まゆみさんの体験と語りかけは、嗚咽をこらえるのがつらい程の感動であった。

五歳で発症し大学卒業から就職するあたりでコントロールを乱し、失明に至る過程の煩悶と不安、ようやくめぐりあったよき医療者、失明の中で得た職業訓練、こころもお顔も語りも菩薩のように透き通って輝いて見えた。

二～三日前、朝日新聞の「天声人語」欄に北極海を横断した大場満郎さんの声が載っていた。「食糧がなくてもしばらく生きていける。でも、希望がなくては二日ももたない」と。

## 全員が希望をもって

北村さんは、目は見えなくても心に灯をともし、希望に燃えているように見える。

糖尿病の皆さま、全員希望をもちましょう。

（一九九七年一二月）

## 台湾の秀傳紀念医院、国際シンポジウムに参加して

台湾台中市の秀傳紀念医院で行われた国際シンポジウムの講師に選ばれ、二〇一〇年五月一日から四日までのゴールデンウィークを利用して、参加させていただいた。

国際シンポジウムといっても、一つのテーマを決めて発表し討論し合う学会の形ではなく、招聘を受けたアメリカ、フランス、カナダ、ドイツ、日本の教授達が、それぞれその道のお得意とする最新の医学を発表するものであった。

この国際交流というか、シンポジウムの発端は、約三〇年前、羽生富士夫教授（当時）の指導で、医学博士の学位を得た秀傳紀念医院の現理事長・黄明和先生がこのことを大変喜ばれ、誇りと栄誉と恩に感じ、東京女子医大を第二の故郷として、一〇万米ドルを寄付されたことに始まったと伺っている。二〇〇六年三月、院長であった黄明和先生と高倉公朋学長（当時）の間で結ばれている「国際協力基礎協議書」の序文には「東京女子医科大学と秀傳紀念医院は、相互に関心のある分野において学術交流のために協力し、双方の研究

と教育の発展を推進することに同意した」と書かれている。この協議書のとおり、私の参加した国際シンポジウムは素晴らしいものであった。消化器外科の山本雅一教授、整形外科の加藤義治教授、腎臓内科の新田孝作教授は驚くほど英語がお上手で、三〇分と決められた発表は、各々ご自分の最も得意とする分野を一秒の狂いなく講義された。アメリカ、フランスなどからの教授達の講演も見事で教えられることばかりであった。なかでも、ニューヨークにいてドイツの患者さんを手術する"Computer Science"には度肝を抜かれる思いであった。

こんなに素晴らしい先生方がおられるのだから教授会よ頑張っていただきたい。

秀傳紀念医院、女子医大よ永遠なれ、心からそう思う国際交流であった。

（「東京女子医科大学　大学ニュース」二〇一〇年五月）

## 糖尿病と妊娠の分野におけるナースの偉大な協力

私が医師になったばかりの昭和三〇年代初め頃は、糖尿病患者さんは少なく、特に妊娠可能な年代の女子糖尿病患者さんにお会いすることは滅多になかった。それかあらぬか糖尿病があると危険だから妊娠してはいけないという不文律があり私もそう教えられていた。

事物の成就には、いつも何らかの動機がある。日本人なら誰でも知っている「シャボン玉」は、野口雨情が生まれてすぐ死んでしまった娘の死を悼んで作ったものだといわれている。私も「安産ですよ」といわれながら死産になって、悲しみのどん底に突き落されている時、偶然二人の患者さんの受持ちになった。その患者さん達は、死産によって初めて糖尿病があることを発見され東京女子医大病院に紹介されてきたのであった。

糖尿病があると妊娠は禁物であるとされているが、死産によって初めて糖尿病が診断されるようなこんなに悲しい野蛮なことがあってよいだろうか、子供を失った患者さんとの悲しみの共感から、私の糖尿病と妊娠の分野の仕事が始まった。この症例に巡り合ったのを機会に「糖尿病と妊娠」について改めて外国の文献を勉強し直してみると、欧米では一九二二（大正一〇）年、インスリンの発見とともに「糖尿病と妊娠」の歴史は始まっている。子供を亡くした苦しみや悲しみは、経験した人こそ身にしみているものであるから、糖尿病があっても人間としての一生が送れるように、私は女性の苦難は女性の手で解決しようと決心したのである。

「糖尿病があってもコントロールがよければ妊娠出産は可能である」というキャンペーンを張ったら急速に患者さんの出産率は増え、そして糖尿病と妊娠の分野ではナースを中心にチーム医療が強化されていった。一九七五（昭和五〇）年から私は糖尿病妊婦における血糖正常化とチームワークの大切さを強調し続けている。チームワークとは「ナース、助産婦、産科医、眼科医、薬剤師、検査技師など患者さんの医療に携わる方はすべて互角の実力を持って、己の守備範囲を守ることである」と定義づけた。従って東京女子医科大学では各科とも皆、協力して糖尿病妊婦の分娩に当たっていたので周産期死亡は殆どなかった。一九九二年（平成四年）一〇月、不妊症に悩む1型糖尿病患者さんを、体外受精で大変有名な某大学病院産婦人科教授に紹介したことがある。教授は私の紹介状を見るなり、「糖尿病の方は妊娠出来ないことになっています」と拒否された。側についていた婦長は長年、女子医大にいて私とチーム医療をともに行った方であった。教授に「先生、今時そんな野暮なことを言っては笑われます。糖尿病があっても妊娠出来る時代になっています」という意味のことを言って教授を諭してくれ、治療が受けられたと患者さんから伝言があった。患者さんは見事に妊娠し今でも幸福感に満ち満ちている。

江戸時代の儒学者佐藤一斎は「少にして学べば、則ち壮にして為す事あり。壮にして学べば、則ち老いて衰えず。老いて学べば、則ち死して朽ちず」と述べ、学は一生の大事と申している。日々勉学し、日本糖尿病療養指導士の誰もが、教授を諭した婦長さんのような実力者になっていただきたいと思っている。

(CDEJ News Letter　二〇〇九年一〇月)

## 糖尿病の歴史の中に輝く二人の女性

一九九七(平成九)年第四〇回日本糖尿病学会会長を務めさせていただいたとき、糖尿病学の歴史のMilestoneを表す絵はがきを作って参加者全員に謹呈した。Milestoneの語源のルーツであるカッパドキアの風景を図案化して、ロゴマークに「エベルスパピルスから二一世紀へ」というキャッチフレーズを配したポスターを作ったら「なぜエベレストですか」とか「なぜ富士山ですか」という、とんでもない質問が多くて驚かされたからである。

ここでは、一般の知名度はあまり高くないが、糖尿病と深い関係を持つ二人の女性ノーベル賞受賞者について記述する。

死に至る病であった糖尿病が、治療さえ良ければ普通の生活ができ、不可能が可能になったのは、ひとえにインスリンの発見によるものであった。そのため、バンティングは一九二三（大正一二）年、マクロードとともにノーベル賞受賞に輝いた。それを含め、糖尿病と直接関係のある受賞は五件あるが、そのうち二件は女性である。まず、先に述べた一九二三年インスリンの発見、一九四七（昭和二二）年のウーサイによる下垂体前葉ホルモンと糖代謝の関係、一九五八（昭和三三）年のサンガーによるインスリンの一次構造の決定に続いて、一九六四（昭和三九）年にイギリスのドロシー・ホジキンと一九七七（昭和五二）年にアメリカのロザリン・ヤローの二人の女性がノーベル賞を受賞したのである。

ドロシー・ホジキンはX線回析法を用いて、生化学物質の構造、特にインスリン結晶の三次元構造決定も行って受賞に輝いた。オックスフォード大学を卒業後、同大学王立研究所で研究を重ね、一九六〇(昭和三五)年から一九七七年の間、同大学教授を務めている。前京都大学総長の井村裕夫先生は、ある書籍に「私は彼女がノーベル賞を受賞してまもなく、その講演を聴く機会があった。インスリン結晶の立体構造の美しさに魅せられた」と書いている。

ロザリン・ヤローは本来、核物理学者であるが、内科医バーソン教授と共同で放射性同位元素を用い、微量の血中インスリンの測定法を開発した。このラジオイムノアッセイは、糖尿病患者のインスリン血中動態を明らかにしたばかりでなく、その原理は超微量の全ホルモン測定を可能にし、受賞に輝いた。バーソン先生は病没し受賞はかなわなかったが、常にバーソン‐ヤローと対で称賛されている。

二人の女性の受賞は、他の分野の受賞者とともに医学への貢献のみならず、私たち女性に大きな誇りと勇気を与え続けている。

(「日医ニュース」 二〇〇五年二月二〇日)

## さらなる進出に理解を

あまり一般に知られていないが「日本・アラブ女性交流」という事業がある。一九九三年ヨルダンのバスマ王女来日の際、日本とアラブの働く女性に対する理解と交流を日本政府に求め始まった。大学女性協会などの団体が支援し続け、二〇〇九年二月に第二三回を迎えフォーラムが開催された。

今年は「日本女医会」が世話役で「女性のリーダーシップの達成とその成果」をテーマとし、日本側のスピーチでは上川陽子元内閣府男女共同参画担当相が「社会における女性のリーダーシップ達成とその成果」を取り上げ、私が医療における同じ問題を担当した。

明治四四年、平塚雷鳥は雑誌『青鞜』の創刊号に「元始、女性は太陽であった。そして今は太陽の光によって青白く輝く月である」との趣旨を述べ、女性の地位が歴史とともに低くなっていったことを説き、女性の目覚めを訴えた。

医学の世界においても確かに太古、女性は男性と同じレベルで生き生きと医療に励んでいたことが歴史に刻まれている。ギリシャ神話の医術の神、アスクレピオスの家族がそれをよく証明している。画匠ルーベンスが描いたその娘ヒュギエイアは、「衛生学(Hygiene)」の語源になり「母の心で医療を」という語録とともに国際女医会のロゴマークになっている。

中世になり、ドイツ最初の女医ヒルデガルト・フォン・ビンゲンが修道院医学で素晴らしい活躍をする。その後、一九世紀まで女性医師はほとんど歴史に出てこないが、一九四七年、旧チェコスロバキア出身のコリが女性で初めてノーベル医学生理学賞を受賞した。また糖尿病学に関するノーベル賞受賞者四人のうち二人が女性である。彼女らはこの分野での能力に男女差のないことを証明したといえる。

リーダーシップを強力に示したのは、東京女子医科大学創始者・吉岡彌生ではなかろうか。彼女の薫陶を受けた子弟は現在九三〇〇人に達しているが、由緒ある医学会会長に就任した教授はわずか五人しかいない。東京女子医大に女性教授が誕生したのは創立から三二年後の一九三二年であるが、女性の主任教授はいまだに12%で増加はみられていない。日本全土の医学系大学では1%前後と報告されている。人材がいないわけではない。女性がリーダーシップをとれない社会環境があることも事実である。

科学、文芸、スポーツなどあらゆる分野で男女の資質は異なり、女性が職場で水を得て仕事を全うできた場合、層が厚く豊かになっている例は多数ある。昭和三〇年代までわが国では糖尿病があると危険だから妊娠すべきでないとする風潮があった。しかし私は、糖尿病があっても妊娠・出産ができるという事実を証明して、その学問を樹立した。男性にわからない女性の問題を女性が解決すれば社会は進歩する。糖尿病が発症し、人生喪失感を持っていた女性にとって、妊娠可能であることが分かったことは福音になったと思われる。

いま、リーダーシップどころか「医師不足の原因が女性医師の増加にある」という議論さえあると聞く。妊娠・出産は女性に課せられた天職であり、結婚や妊娠によって仕事が停滞しない社会環境が求められる。仕事をする上で同志と認め、家庭では家事を共有することを恥としないという男性側の意識革命が必要である。

一方、リーダーシップをとる自覚と野心が女性に乏しいようにも思える。簡単にあきらめてしまわない女性側の意識革命も望まれる。

（「毎日新聞」二〇〇九年五月一四日）

# 何度読んでも万感胸に迫る「サザン・クロス」

ふとしたご縁に導かれて読む機会を得た本間日臣教授の『若い医学徒への伝言』を、読み進むうちに、若い人への貴重なメッセージは、133頁の論文の読み方に関して、読まれないで読むことの重要性、225頁の症例報告の書き方、231頁の国際会議での在り方が秀逸のように思われる。私も若い頃、恩師の一人平田幸正先生から「症例報告は、世界でその事例しか無いから尊い。研究論文は医学の進歩によって塗り替えられるが、症例は時が経っても新鮮さを失うことは無いので、症例報告を軽視してはいけない」と常に教えられていた。本間先生の著書は、私のような人生の峠を越えかけた高齢者には、特に懐かしい高潔の師のお名前に接することができ、また医学哲学や知らない日本語をたくさん学ばせていただいた。が、しかし、何といっても圧巻は学友・大島欣二氏を追悼した「サザン・クロス」であった。

「サザン・クロス」に出会ったのは本書が初めてではない。尊敬して止まない後輩・羽倉稜子先生が復刻制作された『テニアンに捧ぐ鎮魂のうた—二十一世紀への祈りをこめて』

をいただいたときから感動し、ことあるごとに脳裏に蘇っていたものである。このたびイタリアで開催された「糖尿病と妊娠の研究会」出席のための飛行機のなかで、またお目にかかり泣いてしまった。

私達世界中の医者が医聖と仰ぐヒポクラテスは「哲学を持つ医師は、神に近し」という言葉を残している。本間日臣先生はまさにヒポクラテスの讃える神の如き医師であり、名文家であるが、「サザン・クロス」は、特に砲弾の飛び交う明日をも知れない、玉砕近いテニアンにおける生死の極限の軍医生活と、そんな環境のなかで失った最愛の友への追悼記であるから何度読んでも万感胸に迫る。

この「サザン・クロス」の中に、敗戦の色濃いテニアンの野戦診療所から、宿舎に帰る途中サザン・クロスを仰ぎ見ながら、若き大島欣二医師がシューベルトの歌曲集「冬の旅」のなかの第六曲目「溢るる涙」、第一一曲目「春の夢」を歌う場面が描かれている。

ご存じの通り「冬の旅」は、失恋した傷心の若者がさすらいの旅に出るというウィルヘルム・ミューラーのドラマ詩に、シューベルトが死の寸前作曲した悲嘆の歌曲集である。「春の夢」は、「美しい五月の野に花が咲き乱れ、小鳥が囀っている楽しい夢を見た。突然鶏が鳴いて夢から覚めたら、暗く、冷たい朝であった。夢路に浮かんだあの妙なる人との楽しい語らいも消えてしまった。夢路の君をいつ我が手に迎え抱くことが出来るのだろうか」と嘆く歌である。彼らはどんなお気持ちでこの歌曲を歌われたのであろうか。

「サザン・クロス」を読んでも、「冬の旅」のコンサートで「溢るる涙」と「春の夢」を聴いても、必ず私は胸が張り裂けそうになって、涙がこぼれる。

本間日臣先生の「サザン・クロス」は、寺島尚彦作詞、作曲「さとうきび畑」とともに静かで力強い反戦のメッセージだと思っている。「サザン・クロス」の復刻をなし遂げ、またそれを取り巻く周辺の方々を教えてくださった羽倉稜子先生に改めて深甚なる謝意を表したい。

（「図書新聞」二〇〇六年一一月一八日）

## Padova大学の解剖学教室

二〇〇四年三月アッシジで「第三回糖尿病と妊娠に関する国際シンポジウム」が開かれた。私もパネリストの一人選ばれ、初めて聖都アッシジを訪れる機会を得て、その濃厚な文化遺産を目にすることができた。その時、シンポジウムの世話人を務めていたペルージャ大学の教授が「医学部長になったので建学七〇〇年祭をやらなければならなので、今年はとても忙しい」とおっしゃった。

ペルージャと言えばサッカーの中田選手しか知らなかった私はひどいショックを受けた。いつも「私の卒業した女子医大は、御年一二九歳の女性が一〇〇年も前に創ったので」とこと誇らしく言いまくっていたからである。ヨーロッパではボローニャやコインブラ大学が古い大学であることは知っていたが、私にとって見聞の少なかったペルージャ大学創立七〇〇年祭と聞いて、以後「一〇〇年」を威張った気持ちで口にすることはやめようと決心したのであった。

二〇〇六年一〇月、今度はヨーロッパ糖尿病学会の分科会である「第三八回糖尿病と妊娠研究会」がパドヴァのアバノで開催された。たまたま研究の世話人がパドヴァ大学教授であったため、彼女が特別の許可をもらって、研究参加者一同を誰もいない夜を見計って案内し、ジョットのフレスコ画で有名なスクロヴェーニ礼拝堂と、パドヴァ大学の中にある世界で最も古い解剖学教室 Teatro Anatomico を見せてくださった。

ボローニャ大学は一一世紀に建てられ世界で最も古い大学として有名であるが、パドヴァ大学は一二二二年に創られているので世界で二番目に古い大学となる。解剖学教室は、パドヴァのほうが一五九四年設立で、ボローニャの方が一五九五年と記述されているのでパドヴァ大学の解剖学教室は世界最古と言えるようだ。

しかし、イタリアの友人に聞くと「両方でうちが一番古いといっているからわからない」ということであった。階段状の木造教室には椅子はなく医学生たちは立って解剖台を見下ろす形で学習をしたようである。解剖学教室が出来る前は、教会の監視が厳しく、当時、解剖は見つかると極刑の死刑であるから、見つかりそうになると解剖台は開いて死体はまっすぐ川に流れるような仕組みになっていたという。

人間の体の構造がどうなっているか知りたい、観てみたいという強い希求は、ヨーロッパの人々の間にかなり以前からあったらしい。

ミケランジェロの生涯を描いた『苦悩と歓喜 The Agony and The Ecstasy 』（アーヴィング・ストーン著、新庄哲夫訳、二見書房）の中にミケランジェロが、サント・スピリット教会の屍体置き場で、発覚の恐怖におののきながら、夜な夜な死体を切り刻んで観察するスリリングな場面が出てくる。ギリシャ神話の英雄ヘラクレスを彫る一八歳のミケランジェロが「彫刻家は人体を動かす原動力を知らないで、人体の動きを刻むことはできない。

人体の力と運動を生み出す筋肉繊維や組織的な実態を知らずして、人体の緊張や相剋、ドラマ、力感を描きだすことはできない。とにかく、解剖学を学ばねばならないのだ！」と考え、この壮挙に及んだことが書かれている。解剖学教室のできる一〇〇年も前の話である。

パドヴァ大学の解剖学教室が創設される前に二三歳で教授になったヴェサリウスは、一五四三年に『人体解剖学』を出版している。

私はアメリカから出版された『ヴェサリウスの作品からの図譜』を持っているが、解剖された人体が実に思索的で芸術的である。

当時の日本は、豊臣秀吉の活躍した時代で、日本最初の西洋解剖学書『ターヘル・アナトミア』の訳本『解体新書』が杉田玄白や前野良沢等によって出版されたのは、それから約二三〇年も後のことである。

初めて見た解剖学教室で、こんなことを思い起こし、私は改めてイタリア人の天才肌を感じさせられた。イタ公等と誰が言い出したのかしらと、腹立たしいような気分にもなった。そして、自分自身も含めて、「日本人よ、驕るなかれ」と叫びたくなった次第である。

（「図書新聞」二〇〇七年六月二三日）

# 私の出会った三人の糖尿病学の恩師

二〇〇七年九月、私は東京女子医科大学糖尿病センター長時代にデンマークのSteno Diabetes Centerに留学させた四人の教え子と翻訳者成田あゆみさんに協力していただいて、トルステン・デッカートが著したハンス・クリスチャン・ハーゲドン（Hans Christian Hagedorn）の伝記を翻訳した。翻訳の直接の理由は、あとがきに書いた通りであるが、一方、糖尿病を学ぶ臨床医として血糖測定を実用化し、ＮＰＨインスリンの開発などノーベル賞候補にもなった人をよく知りたいと思う気持ちも強かった。

訳本が出来上がった時、医局の若い医師達にＮＰＨインスリンのＮＰＨは何の略か知っているか聞いたところ、誰一人知っている医師はいなかった。時が経つと大事なものの序列が変わり、変質して行く事実をつくづく感じさせられた。

この訳書『ハーゲドン情熱の生涯――理想のインスリンを求めて』の中に著者デッカートが次のように記述している。「持続型インスリンは現在でも同種のものとしては最高峰に位置し、彼なくしては、デンマークがこれほど長期にわたってトップの座を維持することは不可能だったことであろう。ハーゲドンの人間性が歴史のベールに覆い隠され、他人の野心によってその人物像が歪曲されてしまう前にその業績と人物像を私は描くのである」と。

私も偉大な影響を受けた恩師の人物像を書かせていただこうと思った。

人生の途上には多種多様の恩師がいて日々診療で出会う患者さんや、野の草花にも沢山の教えを受けるものであるが、私にとって糖尿病学の恩師は、やはり中山光重、小坂樹徳、平田幸正各教授である。

## 中山光重教授の場合

中山光重先生は、一九五六(昭和三一)年、私が東京女子医科大学を卒業後師事した初めての教授であった。当時、先生はすでに糖尿病の大家として有名であり、入局先を選ぶとき専門家になりたいと思っていたので、迷わず中山光重先生のもとに入局させていただいた。遠くから恐る恐る接する先生は、とても無口の方であったが、臨床研究のテーマは次々と渡された。入局間もなく「ステロイド糖尿病の成因に関する研究」が学位論文のテーマとして与えられた、この実験の途上、私は死産の悲しみを経験した。続いて糖尿病の診断がつかぬ間に死産をした二人の糖尿病患者さんの受け持ちになった。

研究の第一歩としての学位論文が終わって、悲痛を胸に、密かに「糖尿病と妊娠」の問題に取り組んで行きたいと思っていることを中山教授は察知してくださり、スウェーデンのGothenburg大学、産婦人科助教授であるLars Hagbardの書かれた「Pregnancy and Diabetes Mellitus」という一〇一頁の英書を貸してくださった。昭和三〇年代は日本語で書かれた糖尿病専門の教科書ですら、二～三冊しかなかった時代であったので、女子医大図書館にもないこんな本を貸していただいて天にも登る心地の嬉しさであった。この時、先生は何もおっしゃらず、黙って差し出しただけであった。かえって目頭が熱くなったことを今でも覚えている。

この頃、まだ卒後五～六年目なのに、雑誌社の「糖尿病と妊娠」に関する依頼原稿を書かせてくださるようになった。その時も依頼原稿の封書を黙って渡してくださるのであった。「糖尿病があると危険だから妊娠をさせてはいけない」といった不文律があった日本で「糖尿病と妊娠の医学」を私に開眼させてくれたのは死んで星になった我が子の啓示によるが、大きな扉を開いてくださったのは中山光重先生であると思っている。

### 小坂樹徳先生の場合

一九六九（昭和四一）年、中山先生が現職でご逝去され、第二内科二代目の教授を継がれた小坂樹徳先生は、四五歳の新進気鋭の青年教授であった。医局にお出でになって開口一番「私は女子教育に生涯を捧げようなどとは思ってもいなかった。冲中重雄先生も吉岡博人学長も全国津々浦々から集まった英才の教育に男女差はないと言われたのでここに来る決心をした」と申された。当時の社会的男女差は大きく、例えば女性医師の給料は男性医師の半額であった。先生が喜んで女子医大に赴任されたのではなく、清水の舞台から飛び降りる思いで決心され、私達の上司になられたことは、言外にはっきり読み取れた。

しかし、差別の中の負の渦中に身を置かれた先生は突如、女性の味方に変貌し「負けてはならん！　差別はいかん」という気概と気迫で教室員を叱咤激励された。私は小坂時代の半分の三年間、医局長を務めたが、誰かが遅刻をしたと言っては叱られ、誰かが抄読会の論文をきちんと読みこなしていないと言っては、医局員を代表してよく叱られた。叱られる時は辛く惨めであったが、先生の対話は、とても哲学的でかつ温かく、人間味に溢れ教えられることばかりであった。その上、大学病院ゆえ、教育は最優先であると強調され、大学人としてのあるべき姿とアカデミズムを徹底的に叩き込まれた。「先生のような秀才の大学人のもとに私のような小人が大学にいていいだろうか」と悩みを打ち明けたら、「お金に焦点が合うようになった時、研究が嫌になった時、大学を辞めなさい。それまでは辞めるでない」と一喝され感涙にむせんだことを覚えている。

「優れた臨床は、優れた研究から生まれ、優れた研究は、また優れた臨床から生まれる」この名言は、先生がいつも私達に述べておられたが、このことを具現するかのように、ご就任以来深夜一二時前に帰宅されることはなかった。昭和四一年はちょうど葛谷健先生が米国留学から帰られて、インスリンのRadioimmunoassayを日本に根付かせたばかりの時で、先生はそのAssayを羽倉稜子先生を中心に女子医大に導入し、各種病態におけるブドウ糖負荷時のインスリン分泌を解析。2型糖尿病の成因たるインスリンの初期分泌不全を発見され、多くの論文を書かせると同時に、ご自分もお書きになられた。「いや皆さん良くやるね、差別なんてとんでもない」と言いながら、『解剖学的女性論』（渡辺淳一著）に対抗出来る『解剖学的男性論』が書けるような女性が現れない限り、真の意味で男女平等ではないとおっしゃられて何時も鼓舞され続けた。

教育、臨床、研究の一体化は医師にとってはかなり過酷な労働ではあるが、しかし小坂先生は「人から見て、この人は良くやっているなと思われるのは、自分が考えている一〇倍働かなければならないのだよ」ともおっしゃられた。先生が小坂内科、つまり第二内科教授として東京女子医科大学で私達をご指導くださったのはわずか六年の短い期間であったが、糖尿病学と共に教えられたこれらの金言名句は数え切れない。

## 平田幸正先生の場合

ジャーナリスト田勢康弘氏の著書『国家と政治――危機の時代の指導者像』の中に「目を世界に、心を祖国に」というフレーズがある。小坂樹徳先生の後を継がれ、東京女子医大・糖尿病センター初代センター長になられた平田幸正教授はまさに「目を世界に、心を患者に」向けた先生であった。

平田幸正先生が女子医大に赴任されたのは一九七五（昭和五〇）年であるが、先生はもうすでにインスリン自己免疫症候群を発見されて大変な知名人であった。その上、研究のみならず糖尿病の臨床にも強いので「糖尿病の神様」というあだ名までもっておいでだった。一九八五年（昭和六〇年）、インドのニューデリでＩＤＦ（国際糖尿病連合会議）が開催された時、イギリスのDebora Doniach教授に推されて「糖尿病と免疫学」というワークショップの演者を務められた。平田先生は、Doniach教授が九大出身の橋本策先生が記載した「橋本病」を世界に知らしめてくださった先達として高く評価され、日本に招聘して深甚の謝意を表わされた。

医学研究の世界のみならず、平田先生が患者さんに向けた並々ならぬ心はこの紙数に記述し切れるものではない。インスリン自己注射が公認されるまでの経緯を「日本における糖尿病の歴史」(Diabetes Journal 編集委員会編　山之内製薬株式会社出版）の284－287頁に書かれているが、その患者さんを思う静的激情はどこに潜んでいただろうか。日本が2型糖尿病の国であるからといって1ml 20～40単位のインスリンしかない時代に、糖尿病妊婦や1型糖尿病者が可哀想だと言って、1ml 100単位のインスリンを導入された時の先生の情熱も、糖尿病の神様以外の何者でもない。守破離という剣道の奥義があり、師を超えろと教えているが、千頁におよぶ糖尿病の教科書を一人で書ける師を超えることは不可能であるが、超えられない師に薫陶を受けることが出来た人生はこの上もない幸せである。

（『臨床と研究』二〇一二年一二月）

## 『プラクティス』から受けた恩恵

私は一九五六年、東京女子医科大学を卒業後、当時すでに糖尿病の専門家として名を馳せていた中山光重教授の第二内科、別名中山内科に入局した。当時はインターン制度があったので、入局したらすぐ糖尿病の臨床と研究が始まった。しかし、今のように糖尿病に関する雑誌や書籍が氾濫している時代とはほど遠く、糖尿病学の修練は教授の医学生講義を漏らさず聴くか、洋書を必死で読むことであった。旧山之内製薬から配布された「Diabetes Journal」は甘露のようにうれしい糖尿病の知識源であった。

そうこうしているうちに、医歯薬出版から糖尿病に関する出版物が種々提供され、私達の飢えた魚のように貪欲な知識欲は、容易に満たされるようになった。その中のひとつに専門雑誌『プラクティス』があったのである。編集顧問はその時代の絢爛たる教授陣で、編集幹事・委員は、ばりばりの糖尿病専門医がずらりと顔を並べていた。

また医歯薬出版には、当時、糖尿病に関する編集では右に出るものはいないと讃えられる辣腕の山口節子さんという名編集者がいて、糖尿病の教育、運動など、どの分野も読みたいと思えば日本語の本がすぐ手に入るようになった。『プラクティス』創刊より二年後の一九八六年に出版された『糖尿病妊婦治療のてびき』などは、日本の歴史始まって以来はじめて出版された彼女の手になる書籍といえる。そんな中で『プラクティス』は季刊から隔月刊に変貌していったが、医師およびコメディカルを対象とした内容は、常に見事なアイディアに満ちた糖尿病臨床総合誌としての編集が貫かれている。

わたしは『プラクティス』から大きな恩恵を受けてきたことを、ここで改めて感謝したいと思っている。皆様に役立ちたいと祈念して書いた本の紹介は、『プラクティス』は必ず取り上げてくださった。『間違いだらけの糖尿病の常識』を近藤甲斐夫先生が、翻訳書『ハーゲドン情熱の生涯―理想のインスリンを求めて』は羽倉稜子先生が、『糖尿病と妊娠の医学―糖尿病妊婦治療の歴史と展望』は池田義雄先生たちが懇切丁寧に紹介してくださっている。糖尿病についての幅と深みを増し、合併症をなくそうと願う著者のこころを『プラクティス』は読者にきちんと伝えてくれたのである。

今後も是非そのような雑誌であり続けていただきたいと祈念している次第である。

（『プラクティス』二〇一一年一月）

# 渡辺淳一先生の思い出

多くの人に好かれ、沢山のファンを持つ医師で作家の渡辺淳一先生が二〇一四（平成二六）年四月三〇日、黄泉の国に旅立たれた。享年八〇、日本人男性の平均寿命には達しているとはいえ、紫綬褒章を受章されたとき「文化勲章をお受けになるまでお元気でご活躍ください」とメッセージしたことを思い出し、早過ぎる旅立ちがとても悲しかった。一九七〇（昭和四五）年、図書新聞社の方から渡辺先生の初期の代表作である『花埋み』（河出書房新社）の書評を依頼されたことがきっかけで、医者同士であることや、私が渡辺文学のミーハー的ファンであることなどから長いお付合いが始まった。葬儀は故人の意思により近親者のみにて相済ませましたが——という文面で、七月二八日お別れの会のご案内をいただいた。お別れ会は作家北方謙三、林真理子、相国寺の有馬頼底管長の三氏が弔辞を読まれ、出席者全員が粛々と献花を行った後、「お浄めの会」に移った。渡辺先生は交友関係が広いし、作品が沢山映画化されていたので、津川雅彦、三田佳子、黒木瞳、名取裕子らの俳優が次々とお別れの言葉を述べたが全く聞こえない。司会者が「お静かに願います」「お静かに願います」と叫んでいたが、八五六名参加のお浄めの食事が始まってから「静かに！」はないではないか。日本を代表する有名新聞各社と有名出版社の代表者が発起人で、叡智と頭脳の集積でありながら、この様はいかにもアレンジが悪すぎると私は秘かに心中怒りをこらえていたが、飾られている渡辺先生のお写真は、誠に素晴らしい笑顔で会場の雰囲気を楽しんでおられるようであった。渡辺先生の本質をよく理解していない、口の悪いご仁は、先生のことを「エロ作家」というが、先生は誠に真面目で、真実一路の優しい方であった。一九七二（昭和四七）年一〇月『解剖学的女性論』（講談社刊）が出版された時、私の恩師小坂樹徳先生は「解剖学的男性論が書けるような女性が出ない限り本当の意味の男女平等はありえない」と私達を鼓舞された。そんなわけで、私にとって『解剖学的女性論』は大きな意味を与えられ続けた一書であった。

一九八八（昭和六三）年、当時の東京女子医科大学・吉岡守正学長のお薦めで、私は雑誌『クリニックマガジン』の対談を一年間受け持っていた。

四月号は渡辺先生が対談のお相手。当時の渡辺先生は医学の世界をテーマにした小説で、直木賞他数々の賞を受けロングセラーの作品を沢山書きながら、『化粧』や『ひとひらの雪』

といった愛のテーマに変わった時代であった。インタビュアーとして全くど素人の私の直球の質問に、正直に真っ直ぐ応えてくださった。例えば私が「最近の先生の作品は全部イマジネーションでしょうか、それとも先生ご自身の体験が反映されているのでしょうか」と聞くと即座に「僕が書いているような小説は、やはりある程度体験がないと基本的には書けないです。月謝は沢山払っています」と。さらに医学ものをこれ以上続けると内部告発になるし、男女の愛のテーマは平安時代から何ら進歩も変化もなく、永遠であるからこのテーマに変えたとおっしゃっていた。

一九九七（平成九）年五月、第四〇回日本糖尿病学会会長に任命されたとき、私は渡辺先生に特別講演をお願いした。先生はちょうど『失楽園』ブームの真最中でご多忙を極めておられたが快くお引き受けくださった。演題名は「医師から作家」。講演要旨は原稿用紙の上に、美しい自筆で「医師から作家へ転身した経緯と、その頃の様々な事情をふまえて、職業、才能、運、人生などについて、触れてみたい」と書かれている。その時先生は医師の仕事も、作家の仕事も要は人間探求であり、どの道を登って行ったか方法は異なっても頂点は同じはずであるから、私は変貌したとは思っておりませんと申された。

渡辺先生の作品は文藝春秋と角川書店から二回、全集となって出版されている。角川書店から出された「渡辺淳一全集」第二巻の月報に光栄なことに私も執筆させていただいている。「医学史にも強い渡辺先生」という題である。『花埋み』を読むまで恥ずかしながら私たちは、シーボルトの娘おいねの次に誕生し傑出した女性医師は吉岡彌生だと思っていたくらいであるから、この小説の社会に与えた影響は偉大であったと思われる。先生のお蔭で埼玉県熊谷市俵瀬には、荻野吟子生誕之地記念公園ができた由である。

日本における志願解剖の第一例が吉原の遊女美幾であることを書いた『白き旅立ち』、日本で初めて売春婦の性病検疫が行われた話『長崎ロシア遊女館』などなど、先生は誠に医学史にも強く、教えていただいたことは「山より高く海より深し」である。

（「神奈川県医師会報」二〇一五年一月）

## 医学史にも強い渡辺先生

渡辺淳一先生と私の出会いは、荻野吟子と私の出会いにぴったり一致している。

一九七〇（昭和四五）年、私は女子医大を卒業して内科教室の講師になって三年目、子どももまだ小さく、研究のかたわら病棟の回診もしなければならないといった、とても多忙な日々であった。

入院しているある患者さんが、ホルプ新聞という書籍紹介の図書新聞社にお勤めの方で、「書評を書いてくれる人はいないかと言っているので、病棟長の大森先生なら書いてくれるのではないでしょうか」と言っておいた、という受持医の話があった。

当時は研究にあけくれ、教養書とは無縁であり、書評など書いたこともなかったのでちょっと躊躇したが、興味もあってその方の枕元に伺ってみた。その書評とは、渡辺淳一著『花埋み』であった。「そういう本は存じ上げませんが」と言うと、「そりゃそうでしょう。これは出たばかりの新刊書でまだ売り出されていません」ということであった。

私どもは、明治三三年に女医学校を創立した吉岡彌生先生の学校で医学教育を受けたものであるから、シーボルトおいねの次に誕生した女性医師は、吉岡彌生だと思っていたくらいである。

渡辺先生の『花埋み』は、私達の誤った歴史観を訂正してくれたばかりでなく、実に面白く、知らないことを次々に教えられて、興味深く一気に読ませていただいた。ぎんが淋病をうつされて実家に帰り、それから公許女医第一号になるまでの過程は小説とはいえ、よくもこれだけ調べ上げたものだと心から感心している。

『花埋み』の後半、青年キリスト教徒、志方と結婚するまでが殊のほか面白く、私はこの本のご縁ですっかり渡辺淳一ファンになってしまったのだ。

先生の書かれた短編や医療の中に題材を求めた小説は、ストーリーの面白さだけでなく、主人公の医師の振舞いや患者さんへの対応など、いろいろの角度から学ぶことが多く、渡辺先生の小説は、私にとっては医の倫理学書にもなったのである。

医学生を教え、研究発表をし、たくさんの患者さんを診察しなければならない苛酷な大学の生活の中にあって、専門書以外の趣味の本を読む時間など、私には全くなかったが、『花埋み』以来、渡辺先生の本はしらみつぶしに克明に読んできた。

作品に出てくる医師の主人公は、渡辺先生その人ではないかとも思われるが、北海道のうらぶれた炭鉱町で、子宮破裂の手術をするすさまじい光景や、子宮をとられた未婚女性の嘆きなど、次から次へと面白い話が展開し、先生の実に巧みな、ストーリーテラーとしての語りに、いつも魅せられている。

『神々の夕映え』や『くれなゐ』は、国試に合格して今から医師になろうとする教え子へ、いつも私がお祝いとして贈る本である。

そのうち先生は、医学をテーマにしたものから少しずつ脱皮して、愛のよろめきを主題とした文学に変貌していかれた。それでも私は渡辺文学を愛し続け、自分と渡辺先生とが恋愛をしているような幸福な錯覚を感じるようなことさえあるほど、先生の作品を愛読している。

新聞や雑誌に「貴方のご趣味は？」と聞かれるたびに、私は「渡辺淳一が大好きです」と言っているうちに、医学の世界のことである、いつの間にか、女子医大に猛烈なミーハー的渡辺ファンがいるということが先生のお耳に入ったようである。律儀で誠実な先生は、「大森安恵さま」とすてきなサインをして、必ず新刊書を送ってくださるようになった。

私は、先生の新刊が出版されると、必ず初版で買い求めるから、私の狭い本棚は常にダブルの渡辺淳一著の書物で、何段も埋め尽くされている。

まだ、世の中を騒然とさせている『失楽園』は読んでいないが、恋愛物からは、桜の美学を教えていただいている。中年の主人公が女性を連れて観に行く桜は、是が非でも私も観たくなり、私自身は年老いた姑の手を引いて、それを観に行くような始末だ。

という風に、渡辺文学から私はさまざまなことを学ばせいただいており、いろいろの面で尊敬申し上げている。先生はこれからもまた、異なる内容と異なるジャンルの新境地を開拓されていくかもしれないが、私は今日までの渡辺先生の偉大な業績は、知られざる埋もれた医学史を小説という形で人々に知らせたことではないかと思う。渡辺先生の『花埋み』がなければ、荻野吟子は吉岡彌生のかげに隠れて世に知られなかったのではないかとさえ思う。これは、日本人が無視し続けた女性禅師無外如大のことを、アメリカの女性コロンビア大学教授バーバラ・ルーシーさんが書き上げた活動に似ている。

日本で初めて売春婦の性病検疫を行った話が出てくる『長崎ロシア遊女館』、本書に収められている『白き旅立ち』の内容など、先生の小説がなければ、医学史の中にはあらわれず、永久に人々には知られないことではなかったかと思う。渡辺先生のおかげで、埼玉県俵瀬には荻野吟子生誕之地記念公園が出来た。

日本女医会では、一九八四(昭和五九)年、荻野吟子賞を制定し、独自の活躍をもって女医の地位向上に著しい貢献をした医師に賞を与えている。

荻野吟子がともした灯は、近代オリンピックの聖火のように、あるいは川の流れのように、大きくなって、今、女性医師達の上に輝いている。全国国立大学の医学部学生の30%は女性が占めるようになった。

(「渡辺淳一全集」月報11　一九九六年九月)

# 先達に学ぶ

約一五〇年前、「学は一生の大事」を書いた江戸時代の儒学者佐藤一斉がその著書『言志四録』のなかで次のようなことを言っている。

「凡そ教えは外より入り、工夫は内よりして出る」。つまり知識は自分の外側にあって、人から教えられたり、書物を読んだりして与えられるもので、これに対して知恵は自分の内側から湧き出るものであると。

そこには知恵を磨くことを忘れて知識ばかり増やそうとする現今の風潮は、誤りも甚だしいではないかという論評も付記されている。

男女を問わず若い医師達と一緒に仕事をしていて感じるのは、彼らは最先端の医療のために勉強し努力もしてはいるが、どうも知恵だけでなく知識にも乏しいように思われる。もっと先達に学ぶべきではないか。

二〇〇九年一〇月、カナダのモントリオールで第二〇回国際糖尿病学会(IDF Congress)

が開催された。小さなパーティーが開かれ、ある私立医科大学の女医さんとご一緒になったので「元女子医大にいた大森です。知っておられるでしょうか、よろしく」と自己紹介をしたら、「ＪＲの大森駅なら知っていますが、女子医大の大森は知りません」と言われた。同席していた人が「卒後八年、国際学会に出席するほどの方が、日本に糖尿病と妊娠の分野を確立した先輩を知らないでは困りますよ」と嘆いてくださった。

大森を知らなくても天下の趨勢には何の影響もない。しかし、吉岡彌生がどういう大物であるかを知らなければ医学教育上困る。ある国立大学教授が講演会の座長席で、吉岡彌生賞受賞者に「吉岡彌生とはどうした人ですか」と言ったという。女子医学生が40％になろうという時、教授が吉岡彌生を知らないでは士気にも関係するのではないかと思って、私は吉岡彌生の著書をすぐその教授にお送りした。彼はひどく恐縮し恥じ入っていた。

あるご縁でトルステン・デッカートの著作『ハーゲドン　情熱の生涯―理想のインスリンを求めて』という本を翻訳したことがある。ハーゲドンは一九三〇年代、血糖測定法や持続型インスリンを開発し、ノーベル賞候補にもなった高名な医師である。「ＮＰＨインスリン」のＨは制作者ハーゲドンの頭文字であるが、日常茶飯事にＮＰＨインスリンを使っている糖尿病医や医学生に「ＮＰＨインスリンのＨは何ですか」と聞くと答えられる人は殆どいない。

インスリンが発見されてから、どれほどの辛酸をなめて薬効持続のインスリンを創ったのか考えると、Ｈの名前くらい知っていてもらいたい気がする。糖尿病分野に限らず、ハンセン病の患者さんを愛し癒し続けてきた女医の先輩、小川正子、林富美子、神谷恵美子達の活動を知っている若い医師がどれほどいるだろうか。

先達から学ぶことは恩師の教えと同じように尊いと私は思っている。

（「東京医科大学報」二〇一〇年三月）

# Ⅲ

# 桜によせて

# はじめに

私の桜好きは友人、知人のあいだではかなり知れ渡っているらしく、桜の頃になると未だにあちこちから「今満開です」「そろそろ満開になります」といった情報が親切に寄せられてくる。一年中、学会や集会は絶えることはないが、特に四月、五月は主要な学会シーズンでもあり、『古今和歌集』在原業平朝臣ではないが、「世の中に　絶えて桜のなかりせば　春の心は　のどけからまし」の心境になることもある。

何時から桜に魅せられるようになったか判然としないが、一九七〇（昭和四五）年、今のアラブ首長国連邦がアブダビ土侯国と呼ばれ、何の情報も全く得られない時代に、私はその国に派遣される医療使節の一人に選ばれた。小坂樹徳先生が主任教授でご推薦くださり、私は卒後一五年目で講師の時であった。

女性の病気は女性医師が診る慣習の国であるから、ハレムに住む皇族の女性を診察し医療提言を書くのが使命だと知らされた。

大使館はクウェートにしか無く、石油を産出する国としか解らないので、美人でもないのに、ハレムに閉じ込められることはないだろうか、無事帰ってこられるだろうかと不安は際限なく広がり、何事があっても毅然と女医の使命を果たすべきだと思う心と憂慮が交錯していた。

出立の朝、桜の木の下で「バイバイ、バイバイ」と何度も言って小さい手を振って別れを惜しむ六歳の娘の可愛い姿と、牡丹桜の美しさが四六年後の今でも心象風景になっている。

無事任務を負えて帰国した時から、死を覚悟して見た桜の美しさに取り憑かれ、桜好きはその頃から芽生えたように思われる。

桜を見る、あるいは桜に会いに行くというと物見遊山的なイメージが強いが、私の桜好きはその美しさを愛でるだけでなく、二千年経っても咲き続けられるその強力な生命力に畏怖を感じ、その万分の一の英気でもいただきたいと切望して、桜にお近づきを乞い願っている次第である。長年、孤独や風雪に耐えて生き続けている山間《やまあい》や、田んぼの中の一本桜が特に好きである。

一九九七年、六五歳で定年が訪れ、東京女子医科大学名誉教授になった時、友人の一人が「お祝いにバカラのウイスキーグラスを差し上げたいが」と言ってこられた。「ウイスキーは飲まないから、代わりに桜の本をいただけないか」と所望したら、それは安価すぎるから困ると言いながらら、桜に関する書籍を沢山送ってくださった。例えば牧野和春著『桜の精神史』(牧野出版)、山田孝雄著『桜史』(講談社学術文庫)、東海林敏夫著『日本の桜　絶景一〇〇選』(ワニ文庫)、小川和佑著『桜讃歌』(ビジネス社)、小川和佑著『桜の文学史』(朝日新聞社)などなど実に楽しそうな本ばかりであった。

しかし、定年になっても、一九九七年は日本糖尿病学会が創設されて四〇年目にして、初めて女性の年次学術集会会長として選出されていたので、桜を見る気持ちの余裕は毛頭なかった。無事学会が終わってから、いただいたこれらの書籍を手にすると、楽しくきれいで、面白く、「桜好き」が「桜キチ(気違い)」にまで変えられてしまったように思う。桜の写真集やエッセイ、小説などを見かけたら、必ず購入するようになり、書棚三段も桜専用棚に変貌してしまった。

その後、実際に英気をいただいた桜の大樹も増え続けているが、『彼岸花の鎮魂歌』(時空出版)や『女医のこころ』(河出書房新社)の中に書いたものとは重複を避け、糖尿病と関連のある心に残る桜の思い出をいくつか記載しておこうと思う。

## ひょうたん桜と糖尿病セミナー

私は高知県生まれで故郷が安芸市にあるので、長姉がよく「蛍を見に来んかね」とか、「桜が咲いたきに、仕事をやりくりして見においでんかね」と言ってよこした。また糖尿病を専門とする同志の方々とも仲良く交流があるので勉強会の講師もよく依頼された。

そんな中で、高岡郡越知町の病院に勤める教え子の一人、古味隆子先生（東京女子医大昭和五八年卒）から電話があり、糖尿病患者さん用の教育セミナーを毎年一回行うことになった。

土曜、日曜を使えば、自分の勤務にも差し支えがないし、越知町のすぐ近隣には佐川町がある。佐川町は有名な政治家の田中光顕、植物学者の牧野富太郎、音楽家の外山国彦などを排出している文教都市で、高知県の東部に生まれた者にとっては憧れの土地である。佐川と聞いただけでもう一も二もなく、連続シリーズは承諾された。糖尿病患者さんのためになればという喜びだけでなく、その界隈は糖尿病を専門に診られる医師が少なく、内科医はとても困っていることを私はすでに知っていたし、自分の人生で最も尊敬する学者の一人である牧野富太郎の出生地ともなれば諸手《もろて》を上げて大賛成である。

連続講座の第一回は平成一一年九月二五日に佐川町文化センターで行われたが、以後は毎年四月、桜の時期にしていただき、会場も佐川町桜座が多かった。患者さんに糖尿病に関する知識を教え、治療をより効果的にする患者教育は現今、糖尿病治療の主流であるが、当時はまだ必須活動ではなかった。

そこで、⑴健診で糖尿病の症状のでないうちの早期発見、早期治療の大切さ、⑵生活習慣を見直して、治療を休みなく継続し合併症を未然に予防することの大切さ、⑶HbA1cやグルコアルブミンの意味と糖尿病治療の種類を知り治療に生かすことの大切さ、⑷2型糖尿病は遺伝を基にして発症するが、子どもに多い1型糖尿病はあまり遺伝の影響は少ないことや、糖尿病の家族歴を持つ人々は率先して、健診を受けることの大切さなど、自分の知っている糖尿病の殆どの知識をこの土地の人々に伝える努力を行った。

したがって、この教育シリーズはお役に立てたのではないかと密かに思っている。平成一五年四月五日を最後に場所は高知市に移された。

佐川町の裏山は広大な牧野公園になっていて、桜の満開の時は本当に目も眩むような美しさである。それにもまして、美しく巨大な偉容を誇っているのが、佐川から北に向かって奥へ奥へと進んだ吾川郡吾川村にあるエドヒガンの「ひょうたん桜」である。蕾《つぼみ》がひょうたんの形に似ているのでそう名付けられた由である。県指定の天然記念物。樹齢推定五〇〇年。山と渓谷社発行『日本列島桜紀行』には「標高四〇〇m、四国の山中に忽然と咲く姿は幽玄な趣さえあるひょうたん桜」と説明されている(73頁)。標高が高いのに四国山脈の山々に囲まれながら、宏大な見晴らしを持つこの環境で、「ひょうたん桜」の偉容は群を抜いている。樹の根本に囲いがしてないので、しっかりと英気をいただけるのも良い。

## 「初波奈」の桜とおかみさん

「初波奈」はかつて渋谷区富ヶ谷に存在した料亭の名前である。若いころ「初波奈」で将棋の名人戦が行われるという新聞記事を読んだことがあり、名前だけはずっと記憶に残っていた。その「初波奈」のおかみさんは、何時の頃からかもう定かではないが、東京女子医科大学、糖尿病センターでの出会いに恵まれ私の患者さんとなった。新宿にあった榊原記念病院に心筋梗塞で入院した際に糖尿病が発見され、紹介されたわけである。

心筋梗塞を機に発見されたので、糖尿病は早期発見、早期治療で、少量のスルフォニール尿素剤でよくコントロールされ、糖尿病合併症はなく、大変順調に経過し、理想的な糖尿病治療のモデルのような方であった

一般によくある料亭のおかみさんのような美系ではなかったが、小柄で暖かい印象を示しながら、凛とした雰囲気を持ったお方であった。

八〇歳の傘寿のお祝いに遠州流家元、小堀宗慶氏から「初はなのあるじに」と題して「傘かけて道一筋のこの春に　花ほころんで　いよよ　栄えん」と掛軸が贈られている。

梅原龍三郎の入院中には、毎朝「ホテルオークラ」のスープをお届けになったという逸話は有名であり、また波奈というお名前から料亭の名前を「初波奈」と名付けられたのは高浜虚子であったなど、一流社会人との計りしれない程のエピソードを聞くと、おかみさん自身格調が高く、幅広い多くの名士が顧客としておかみさんを愛していたかを察知することができる。私自身も人生で巡り合えてよかった一人だと思っている。

女中頭《がしら》の悦子さんも検診で糖尿病が見つかり、私が診ることになったのでさらにご縁が

深くなり三人ともとても気があった。

一九九四年、「糖尿病と妊娠に関する研究会」の第一〇回記念大会の折の懇親会は「初波奈」で行い、外国からの招待演者の方々は、ジョヴァノビック先生を筆頭に初めてみるお茶室を夢のようだと楽しんでくださった。

おかみさんは鈴木万平氏(旧三共製薬社長。没後、糖尿病教育療養指導鈴木万平賞を創っている)と同じように、糖尿病があっても、罹病後も変わらず普通の生活を続けられたお返しにと申されて、日本糖尿病財団設立基金に寄付をされた。最も高い額の寄付だった由、小坂樹徳先生は「これで財団設立ができる額に達したよ。有難う」と大変お喜びになり一九九一年財団は発足し、糖尿病撲滅に関する研究支援活動を開始された。

一九九六年二月、九四歳の朝、急性心筋梗塞の再発によりベッド脇でお亡くなりになった。

亡くなられる二日前、私は九四歳のシャキシャキ、しゃんしゃんとしたおかみさんに連れられて国立劇場、小劇場で文楽を見せていただいた。その二日後の訃報は母の死のような名状し難い大きな脱力感であった。

その「初波奈」に実に美しい枝垂れ桜がある。この桜は新潮社から出版されている『これだけは見ておきたい桜』の42頁に「初波奈の桜」として紹介されている。

古風な門をくぐると右側に料亭、真っ正面に近代的なマンションが建っていて、桜はその中庭にあるので外からは見えない。従って住民でなければ見ることは絶対できないが、毎年四月二日、満開の優雅な枝垂れ桜を見せていただいた。樹齢八〇年余の枝垂れ桜が僅かな風にそよぎ、はらはらと花びらをまき散らす風情はとてもこの世のものとも思えない。同書80頁に書かれた栗田 勇の「幻想のさくら考」を合わせ読むと初波奈の桜が一層美しく、この桜の下で、死んでしまいたいような錯覚さえ感じられる。悦子さんも糖尿病合併症は全くなく、大腸がん手術後の余病でおかみさんのもとに逝ってしまわれた。糖尿病の有る無しにかかわらず平等に人生有限である。

桜の樹を見習って、生きている限り花を咲かせる努力をしたいと思う日々である。

## 神子《みこ》の山桜と全国済生会糖尿病セミナー

全国済生会糖尿病セミナーは、済生会中央病院の松岡健平先生が主核になって作られたセミナーで一九九四年第一回が東京で開かれた。今年二〇一六年、二三回目の会合は栃木県済生会宇都宮病院が主幹で開催される予定である。

毎年幹事会で決められた済生会病院の先生が世話人になって糖尿病のセミナーに取り組むので大変勉強になり、全国済生会病院、内分泌、糖尿病内科診療のレヴェルは高い。

テーマは世話人が決めているが、患者教育の成果を高めること、チーム医療の重要性、糖尿病合併症の進展防止に向けて等々、毎年新しい学習を楽しむことができる。私は東京女子医科大学定年後、済生会栗橋病院に勤務していたことがあるので、光栄にもお仲間を続けてくださり、終身メンバーみたいなものである。

二〇一一年第一八回セミナーは、福井県済生会病院の番度《ばんど》行弘先生が世話人で開かれた。メインテーマは「糖尿病医療の多様性に如何に対処すべきか?」であった。

私は基調講演を仰せつかったので、演題を「糖尿病医療の進歩―妊娠糖尿病と糖尿病合併妊娠の違いを中心に」として講演した。

妊娠糖尿病というのは、妊娠によって誘発された軽い糖代謝異常であるが、当時は言葉の語感やアメリカの定めた定義に振り回されて、妊娠時に見付かった糖尿病も軽い糖代謝異常もすべて妊娠糖尿病といって、めちゃくちゃに混乱していた時代である。

二〇一〇年に国際糖尿病・妊娠学会が一五年を費やして臨床研究をまとめあげ、グローバルな定義と診断基準を完成させた。日本はいち早くこの定義、診断基準を採用し、それに従ったので、講義は糖尿病医療の進歩の一つとして、そのことを取り上げ、知識の普及に務めたのである。

基調講演だから、まずもって福井県に敬意を表すべきであると思い、講演冒頭の言葉として次のようなことを述べた。「わが国において種痘を初めて地域社会に普及させた医師は、福井藩の笠原良策であった。私が尊敬する恩師の一人で、学生の時、外科学を教わり、心臓外科学の創始者でもあった榊原仟先生も福井のお生まれである。『独楽吟（ひとりたのしめるうた）』を書いた橘　曙覧（たちばな　あけみ）や、『雁の寺』『越前竹人形』『桜守』などの水上勉、『海鳴』『紅梅』等の作者である津村節子も福井の方であり、その作品は、多くの人に感銘を与えている。福井県済生会病院も日本を代表する立派な病院であり、基調講演をさせていただくことは誠に光栄である」と述べて、新しい医学の進歩として上記の妊娠糖尿病の新しい定義、診断基準の話をした。

そしてその基調講演のまとめとして

医学の発展は日進月歩であるが発展に溺れてはならぬ。

先達の教えは敬うこと。しかし守・離・破である。

女性医療従事者は、女性患者の苦しみを容易に理解できる。しかし学習を忘れ舌先三寸の臨床は進歩をはばむ。

目は世界を、こころは祖国に。（田勢康弘著『国家と政治—危機の時代の指導者像—』(114頁)。

医療においては、

目は世界を、こころは患者に。

と申して講演を終了した。

とても良い基調講演であったとお世辞も言ってもらえたが、「どうせ福井を褒めるなら神子の山桜を褒めてもらいたかった」と思いがけないことを教えていただいた。

翌二〇一三年四月、京都で内科学会が行われ、医者でない主人は日帰りで、美山《みやま》に行って来ると言って別行動の二人は東京を発った。

京都に着いたら、春の古都は桜の花のなかに埋没していた。もう内科学会どころではなく、二人は美山に直行した。ここもまた思いもかけずどっちを向いても桜、桜、桜、の饗宴、初めて見る茅葺のユニークな風景は息の根が止まるほどの美しさであった。その上、偶然に美山観光協会に立ち寄ると、神子の山桜も満開で今週が絶頂であろうという情報であった。内科学会は天の彼方に消えてしまい、大野ダムから美山の隅々まで散策し、翌日タクシーで美山から若狭へ抜け、神子の山桜におびき寄せられた格好になった。

若狭湾を左に見て奥へ、奥へ進んで行くと次のような大きな看板に出合った。

「神子の山桜は、常神《つねかみ》半島神子の破風崎から神子集落までの東西約1㎞、海岸から山頂までの200ｍの区域に群生する山桜で、昭和三一年に福井県の名勝地として指定されました。当地の古文書によると、寛保二年（一七四二年）に藩の奨励によりこの地帯を開墾し油桐畑を開いた際に畑の境に目印として植えられたものと記されています。春になると葉と花が一斉に芽吹き、青い海と山の緑、そして桜のうす桃色が絶妙な風景を映し出し、豊かな自然を感じさせてくれます」

さぞや道路は人でいっぱい埋め尽くされているだろうと想像していたが、二、三人のカメラマンに会っただけで、人っ子一人いなかった。朱色の葉をともなって開花した上品な山桜の群生は気絶しそうなほどの美しさで、こんな素晴しい景色を見たら「もう死んでもいいね」とつぶやいてしまった。

昼食を食べに入った町中のレストランで、店主らしい女性に「せっかく咲いた桜をどうして皆見てあげないのかしら」と言ったら、「奥さんどっから来たの。土地もんじゃあないね。皆夕方見に行くのよ。夕日に照らされた山桜は、そりゃーえも言われずきれいだよ」

まだこれ以上美しいものがあるのか、私は絶句してしまった。汽車の都合で夕日を待つことはできなかったが、学問をする心と同じくまだ死ねないなと思わされた。

# 初出

I 「海老名 けやきの会（ＤＭクラブ）会報」
「糖尿病ネットワーク メールマガジン」（二〇一三年一一月、二〇一四年三月）
II 「同門」（東京女子医科大学　糖尿病センター同門会）
「Diabetes News」（東京女子医科大学糖尿病センター）
その他は各文末に出典を記載した。

＊必要に応じて掲載年月を文末に記した。単行本としてまとめるにあたり多少の加筆を行った。

〈著者略歴〉

**大森安恵**（おおもり・やすえ）

1956 年　東京女子医科大学卒業。翌年、同大学第二内科入局
1974 年　同第二内科助教授。カナダのマクギル大学留学
1975 年　同糖尿病センター助教授。1977 年にスイスのジュネーヴ大学留学
1981 年　同糖尿病センター教授。1991 年より同センター所長兼主任教授
1997 年　定年退職。名誉教授。
1998 年　国際糖尿病・妊娠学会（IADPSG）日本代表、現在に至る
2002 年　東日本循環器病院（現・海老名総合病院）糖尿病センター長

糖尿病と妊娠に関するわが国のパイオニアで、1985 年糖尿病と妊娠に関する研究会設立、2001 年日本糖尿病・妊娠学会に改め理事長となる。2011 年～ 13 年 WHO の GDM ガイドライン作成委員。

〔受賞〕吉岡弥生賞、坂口賞、サムサン医学研究賞、Distinguished Ambassador Award、ヘルシーソサエティ賞、鈴木万平賞など

〔著書〕『彼岸花の鎮魂歌』『間違いだらけの糖尿病の常識』（時空出版）、『女性のための糖尿病教室』（プラネット）、『女医のこころ』（河出書房新社）ほか、糖尿病に関する著訳書、研究論文は多数。



**糖尿病《とうにょうびょう》と向《む》き合《あ》う**
女性医師六〇年の軌跡

二〇一六年五月二〇日　第一刷発行

著　者　大森安恵
発行者　藤田美砂子
発行所　時空出版
〒112-0002　東京都文京区小石川四-一八-三
電話　東京〇三（三八一二）五三一三
印刷・製本　モリモト印刷
ISBN978-4-88267-064-3